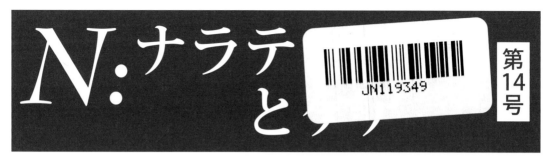

Japanese Journal of N: Narrative and Care, No.14, Jan. 2023

目 次

❖ナラティヴ・セラピーがもたらすものとその眼差し──
ホワイト／エプストン・モデルの実践がわが国のセラピー文化に与える（た）もの

ナラティヴ・セラピー実践がセラピスト自身にもたらすもの

坂本真佐哉 *

* 神戸松蔭女子学院大学

I　はじめに

　セラピーにおいて支援の効果が目に見える形で現れることを期待するのは，クライエントにとってもセラピストにとっても当然のことであろう。よってセラピストには，クライエントの「変化」や「改善」に関して自覚的に，あるいは無自覚的に責任や圧力がかかることになる。責任や圧力を自覚することは，それを生業とする専門家にとっては当たり前のことであり，むしろそれらを意識しないことは無責任ということになるかもしれない。

　しかしながら，セラピストにかかるそのような圧力は，必ずしも良い方向に作用するとは限らない。例えば，セラピストへの圧力は面接室での相互作用によりクライエントに影響し，クライエントへの圧力や抵抗につながるかもしれない。つまり，セラピストの「クライエントを変えよう」とか「変化に導こう」との働きかけに対してクライエントが意図的に，あるいは意図しない形で抵抗することが起こりうる。

　ナラティヴ・セラピーは，クライエントを変えるというよりも，クライエントとの協働により，新たなストーリーを探索し，構築していく心理支援であるので，クライエントを変化に導こうとする支援とは本質的に異なるものである。よって，変化を念頭におかないセラピー実践はセラピスト自身を圧力から解放し，クライエントの主体性の回復に寄与するものと考えられる。

　本論は，ナラティヴ・セラピーがその実践を通してどのような影響をセラピスト自身にもたらすのかについて論考するものである。

II　ナラティヴ・セラピーとしての理解

　ナラティヴ・セラピーは社会構成主義心理療法に位置付けられるものであり（Hoyt, M., 1998/2006），その立場からすると，現実は社会的に構成されると考える。よって，私たちの抱える「心の問題や悩み」もまた人々の中に本質的に存在するというよりも，社会的に構成されるものであるとする。White, M.（1990/1992）による「人も人間関係も問題ではない。むしろ，問題が問題となる」というフレーズはあまりに有名であり，ナラティヴ・セラピーが，私たちと私たちの抱える「心の問題」との関係における「問題性」に一石を投じたものであるといえよう。

　通常，私たちの社会において何か問題が生じると，私たちの内面にその原因を求める傾向は依然として根強い。しかし，何が問題なのかは社会や文化の中で認識されるものであり，それらは時代とともに刻々と変化する。社会の中で，問題として認識されるということは，言い換えるとコミュニケーションの中で「問題」として認識され成立していくわけである。例えば，今日の社会問題の一つである不登校の問題を取り上げるならば，学校の存在なくして不登校の問題は存在しようがない。よって，教育制度が確立する以前の時代や現代において教育がまだ十分に行きわたっていない

地域においては，不登校の問題は生じないだろう。不登校に限らず私たちの抱える問題は，文化や社会の影響を大きく受け，人々の間で「問題」として認識される。また，個人の性質としての「協調性」や「適応能力の問題」として認識しようとする向きもあろうが，集団の中で協調して行動することが大切である，という現代社会における「常識」や価値観がその基準になっていることはいうまでもない。

　社会の中で私たちの「常識」は固定されるものではなく時代と共に変遷するものであり，「問題」もまた変遷する。つまり，私たちの人格の中に本質的な（に）「問題」が存在するわけではない。よって，「心」が損なわれることにより「病理」が生じていると想定される心理療法のモデルとナラティヴ・セラピーは一線を画すものである。

　人類学者である Ingold, T.（2015/2018）は，人間や生き物の存在を塊（ブロブ）のようなものとしての捉え方と線（ライン）のようなものとしての捉え方について示している。多くの場合生態はブロブのようなものとして捉えられており，その場合は外部から境界によってある程度隔たれた存在として理解されるものである。一方，ラインとして捉えるのであれば，他者に向けてラインを伸ばし，また周囲との相互作用によって変化し続ける存在であるといえよう。

　これらの拡大解釈が許されるならば，悩みや問題を抱えた状態を何かしらの欠損状態として認識することはブロブとしての理解に近いのではないだろうか。つまり，ブロブは境界を境に周囲から切り離されて存在するものである。周囲からの影響で欠損することもあるが，相互作用は限られているかもしれない。一方，ラインとして理解するならば，周囲との相互作用によって変化しうる存在であり，正しいあり方や正常か異常かという基準もなければ欠損することもない。あるのは，どの方向に進むのか，どこに触手を伸ばし，どこと（何と）繋がるのかという志向性ということになる。

　White, M.（2007/2009）は，アイデンティティ理解の仕方について内的状態理解と志向的状態理解とを区別している。内的状態理解は，人々のあり方について外部からの評価である場合も多く，「不安が高い」とか「抑うつ状態である」などの理解がこれにあたる。ラベルが貼られてしまえば，それは固定されてしまうので静的な捉え方であると言え，先述したブロブとしての理解に近いだろう。一方，志向的理解は，その人が「どのようなりたいのか」について理解しようとする理解の仕方であり，主に問いかけによって形作られていくだろう。「どのようになりたいのか」との志向性はさまざまなレベルに拡げることも可能であり，また刻々と変化しうるものであることを考えると，動的に理解しようとする姿勢であり，先の例に倣うとラインとしての理解を連想させる。さらに言えば，志向的状態理解は理解すれば終わるというものではなく，理解しようとし続ける姿勢そのものであるといえよう。

　White, M.（2007/2009）は，両者の違いについて，「私的行為体（personal agency）」の感覚（自らが人生の運転席に座っているという感覚（Monk, G. et al., 1996/2008））が異なることについて示している。つまり，内的状態理解においては私的行為体は弱められるものであり，志向的状態理解によって強められる。他者であるセラピストは，「この人はこういう人だ」とか「この人はこのような状態だ」と「理解した」と思った途端にクライエントの私的行為体の感覚を弱めることに加担してしまうかもしれない。

　志向的状態理解では，「どのようになりたいのか」を問い続けることが理解の仕方であるので理解に終わりはなく，問われた方は自らの主体性が構成され私的行為体の感覚は強められていくと考えられる。通常私たちは，「自分がどうなりたいのか」などと考えながら日常生活を送っていることはあまりないので，他者から問われることにより，初めて考え，会話のプロセスによって自身の望むことが構成されていくことになるだろう。

Ⅲ　セラピストへの圧力，そしてセラピストにもたらすもの

このように「問題」は人そのものや人の内面にはない，と考えることはセラピー状況にどのような影響をもたらすのであろうか。

問題のある状況を何かしらが「損なわれた状態」と考えるならば，セラピストには損なわれた状態を修復することが求められる。また，「問題を維持しているシステム，あるいは悪循環」と捉えるならば，悪循環からの脱出や循環（システム）の変化が求められるだろう。セラピストには，セラピーの効果を上げることが求められるのであろうが，求められる効果とは「修復」や「変化」であると捉えられていることも多いだろう。

セラピストによる修復や変化が求められることで，セラピストには常に圧力がかかることになる。多くのセラピストが経験するであろうが，変化への圧力を感じてクライエントに変化を起こそうとすること自体が，クライエントの抵抗を招き，膠着状態や場合によっては反発や対立関係を生じせしめることにつながる。

ソリューション・フォーカスト・アプローチでは，セラピストが変化の方向性を指し示すのではなく，クライエントが望む方向（ゴール）に向かうことを支援する。また，セラピストの役割は変化させようとするのではなく，すでに生じている変化について問いかけを起点とした会話によって探索するのである。よって，クライエントがセラピストに対して抵抗や反発を行う必要もなく，会話によってクライエントの求める「解決」が構築される。このような会話のプロセスについて，de Shazer, S.（1985/1994）は，「抵抗の死」と表現した。

問題が，そもそも人や人間関係の中に存在するというのは1つのものの見方に過ぎず，「問題」のありようもコミュニケーションのプロセスによって自ずと移り変わる。

ナラティヴ・セラピーでは，クライエントと共に新たなプロットを探索することで，それまで光の当たってこなかったプロットに光を当て，新たなストーリーが立ち現れることを支援する（Morgan, A., 2000/2003）。会話が続く限り，それまで光が当たっていなかったプロットに光の当たる可能性は無限にあり，その機会にストーリーは書き換わっていくといえる。

私たちは，誰かと会話をしていると，それまでに見えていなかった何かを発見した気持ちになったり，気づかなかったことに気づいたりする。そのような時，隠れていたプロットに光が当たり，ストーリーに変更が加わったことを示すものなのであろう。

IV　会話の対等性がもたらすもの

Andersen, T.（1991/2001）の提唱したリフレクティング・プロセスでは，家族とセラピストの部屋とリフレクティング・チームの部屋の会話を交互に行い，互いに観察することで，異なる視点から繰り広げられる会話が新たな会話を育み，それまでとは異なる新たなストーリーが紡がれることになる。ナラティヴ・セラピーでは，同じように家族または個人とセラピストのグループ，そしてアウトサイダー・ウィットネス（外部の証人）のグループが交互に会話を重ねていくという実践を行う。筆者は，ニュージーランドのワイカト大学大学院の授業におけるロールプレイ演習で，アウトサイダー・ウィットネスグループによる会話実践を体験した（坂本，2013, 2019）。

つまり，これらの会話実践では観察しているグループのコメントについて，家族が何かしらの圧力を受けることなく耳を傾けることのできる工夫が散りばめられている。例えば，リフレクティング・プロセスでは，リフレクティング・チームは家族と視線を合わせないでコメントするように求められ，家族の会話以外の文脈からの発言（診断や専門的評価など）や否定的なコメントを行わないことなどがルールとなっている（矢原，2016）。さらに家族はチームの会話を聞いてもよいし，聞かなくてもよい，と説明される（Andersen, T., 1991/2001）。また，アウトサイダー・ウィットネスグループでは，家族や家族メンバーを主語にするのではなく，あくまでウィットネスグループのメンバー自身を主語とする，いわゆる「アイ・メッ

セージ」の形でインタビューに答える形でリフレクションを行う。筆者が経験した演習では，薬物依存の問題を持つ娘と両親がセラピストと面接を行なっていたが，娘と両親の対立関係が深刻でセラピストとの会話は膠着状態に陥っていた。しかし，ウィットネスグループのメンバーが家族の会話を聞いて頭に浮かんだメンバー自身の話によるリフレクションを耳にしたことで，両親の頑なな姿勢はほぐれ，それを見ていた娘も態度が和らいた。まるで氷が溶けて水が流れ出すかのように会話が動き始めたことがロールプレイとはいえ，ドラマティックで印象深かった。

　これらは，当事者やその家族に敬意を払い，徹底的に強制性を排除して選択の自由を保証するという工夫や努力であるように見える。Andersen, T.（1991/2001）は，「"ノー"と言える機会を持てるように我々の仕事を構成することが最も重要」と述べている。

　つまり，極論するならば，強制性のない対等な状況によって会話は育まれ，広がる。会話が広がることによってそれまで光の当たっていなかったプロットに光があたり，新たなストーリーが構成されるといえるのではないだろうか。

　強制性の排除という会話の工夫はクライエントへの敬意と配慮に自ずとつながり，そのような環境においてこそ新たなストーリーが創出されるものと考えられる。

Ⅴ　外在化する会話のもたらす力

　外在化される会話は，好ましいかどうかは別として，わが国ではある意味ナラティヴ・セラピーの代名詞のような位置づけになっているかもしれない。それは外在化という概念が，「人も人間関係も問題でない」を体現した会話のプロセスであるからに他ならないだろう。外在化する会話のプロセスに入れば，クライエントへの責任追及は自ずと回避される。

　Morgan, A.（2000/2003）は，「ナラティヴ・セラピーは，カウンセリングとコミュニティー・ワークにおいて，相手に敬意を払いつつ非難するこ

とのないアプローチとなることを自らに課している」としている。外在化をはじめとしたナラティヴ・セラピーのさまざまな実践を行うと，自ずとクライエントに敬意を払う会話のプロセスに入ることになるのではないかと考えられる。

　クライエントに敬意を払うことの重要性は，おそらくすべてのセラピストが認めることであり，改めて考えるまでもなく常に注意深く配慮していることではないだろうか。しかし，敬意を払うことは心掛けだけでは必ずしもうまくいかない。セラピストが敬意を払っているつもりでもクライエントにはそのように感じられない例など山ほどあるだろうし，非言語的には丁寧に接していても，場合によってはセラピストが行う専門的な説明の内容に，クライエント自身が納得できなかったり，わかってもらえていないと感じる場合もあるだろう。

　対等性についても同じことが言えるのではないだろうか。おそらくほとんどのセラピストは，クライエントと対等な関係であると自認し，またそうなるように努力していると表明することを厭わないだろう。しかし，クライエントの側からするとどうか。セラピストは専門的な知識を有しているはずなので，今後の方針を示し，アドバイスを与えてくれる存在だと思っていても不思議ではないだろう。「カウンセリングはアドバイスをしないのです」などと説明して納得してくれる人はむしろ少ないかもしれない。つまり，通常の面接室での自然な状態は上下関係からスタートするものと考えられないだろうか。そうなると，クライエントとセラピストは対等だ，などと声高らかに叫んだだけでその関係性に変更は生じない。

　ナラティヴ・セラピーにおける外在化する会話は，先述したように人の中に原因を求めず，問題を抱えた人を責めることはない。つまり，外在化する会話のプロセスに入ることにより，クライエントを上の立場から責めることは構造としてありえないことになる。

　White, C. と Denborough, D.（1998/2000）にWhite, M. の覚え書きとして「会話を外在化する練

習」が収められている。外在化の概念を学ぶよい演習だと思い，筆者もこれを参考にしながらさまざまな研修や教育の場で長い間実践してきた。演習に必要な人員は3名。当事者と問題役とインタビュアーという配役である。当事者は他者に開示してよい困りごとを1つだけ決め，問題役に伝える。問題役は当事者を苦しめる問題になりきり，インタビュアーのインタビューに答える。インタビューのプロセスは，2部からなり，第1部は問題の成功に関するパートである。どうやって当事者を困らせているのか，その挙句どのような野望があるのか，などについてインタビュアーの質問に答える。第2部は，問題の失敗に関するパートであり，そのような問題の努力にも関わらず，うまくいかなかったことについて語ってもらう。ここで語られることは，当事者が問題に負けていないところということになるので，自ずと「ユニーク・アウトカム」になる。

　筆者が演習として取り入れた当初は，当事者が問題役の参加者に問題役をうまく演じられるようにできるだけ詳しく問題について説明するように求めていた。ところが，問題に関する説明が詳しいと，問題役がインタビューに答える際に内在化のような語りが引き出されることがある。「○○さんは△△のような人なので，結構すぐに私（問題）の誘いにのってくるんです」というような形でともすると当事者の人格に言及されるようなことが生じる。それでは外在化する会話の目的は達せられない。そのことに気づいてから，当事者は問題のみを伝えて，できるだけ説明はしないように，とした。すると，問題役はほぼ自分自身の想像で問題の策略や失敗について語ることになる。その結果，当事者は問題役の語りについて，より気楽な立場で聞くことができることを見出した。なぜならば，問題役の語りはあくまで問題役の人物の想像によるものであり，それは当事者の提示した問題でありながらも，必ずしも現実の当事者の問題と一致する内容とは限らないからである。つまり，先のリフレクティング・プロセスにおいて当事者家族に教示された「聞いてもよいし，聞かな

くてもよい」という状況がセッティングされていることを意味すると考えられる。

　そのような「ノーと言える」立場に置かれた当事者は，問題役の語る対処法について，より純粋な形で耳を傾けることが可能になり，現実味があったとしても他の人も同じような悩みを抱えているのだという発見として受け止めることが可能になる。

　つまり，当事者は問題に関して自らに責任追求が及ぶことのない状況が保証されることで，それまでとは異なる視点から自身のことについて振り返ることが可能になると考えられる。

　通常のカウンセリングのセッティングでは，「聞いてもよいし，聞かなくてもよい」という状況を創出することははなはだ難しい。しかし，外在化する会話により，クライエントと問題を切り離す会話のプロセスが構成され，クライエントとセラピストの間に自然に生じる上下関係が解消される，そのような機能が外在化する会話をはじめとしたナラティヴ・セラピーの実践の中にあるのではないかと考えられる。

VI　会話の力を信頼するということ（終わりに，に代えて）

　このように考えるとナラティヴ・セラピーは，クライエントに敬意を払う実践であることには間違いないのだが，むしろ実践することを通してそのこと自体が相手に敬意を払うことにつながる，そのようなセラピーであるとみることもできるのではないだろうか。

　クライエントがノーということができること，あるいは自らが好むものの見方やストーリーを選択できる状況や雰囲気のもとで，自らが責められることも強制されることもないことで会話の広がる条件が整う。会話の広がりによって，新たな現実が見出され，明日への希望につながるストーリーが構成される。

　セラピストの役割は，方向を指し示すものでも答えに導くものでも，クライエントの中にある真実を見出すことでもない。強制性を排除すること

で会話が続くように配慮することでクライエントが自らの好むストーリーにたどり着くことを支援する。

　White, M.（2000/2021）は，「ナラティヴ・セラピーの実践の多くは，人々に自分自身の歴史と関わり直すための選択肢を提供する」としている。光の当たっていなかったプロットに光を当て，クライエント自身が選びたいプロットを選ぶことができるように支援する。セラピストがゴールや行く先を選び，既定の路線にクライエントを導くものでないところがナラティヴ・セラピーの倫理性であり，そのような会話のプロセスを育むことが専門性であるといえるのではないだろうか。

　ナラティヴ・セラピーは，敬意を払うことや対等であることを会話のプロセスという形にした実践であるということができるのかもしれない。言い換えるならば，会話を終わらることなく続けていく努力や工夫そのものであり，そのような営みの中でクライエントが自らの好むストーリーを紡いでいくことにつながるといえよう。

文　献

Andersen, T.（1991/2001）*The Reflecting Team: Dialogues and Dialogues about the Dialogues.* W.W. Norton & Co.（鈴木浩二訳（2001）リフレクティング・プロセス：会話における会話と会話．金剛出版．）

de Shazer, S.（1985）*Keys to Solution in Brief Therapy.* W.W. Norton & Co.（小野直弘訳（1994）短期療法―解決の鍵．誠信書房．）

Hoyt, M.（Ed.）（1998）*The Handbook of Constructive Therapies: Innovative Approaches from Leading Practitioners.* Jossey-Bass.（児島達美監訳（2006）構成主義的心理療法ハンドブック．金剛出版．）

Ingold, T.（2015）*The Life of Lines.* Routledge.（筧菜奈子ほか訳（2018）ライフ・オブ・ラインズ：線の生態人類学．フィルムアート社．）

Monk, G. et al.（1996/2008）*Narrative Therapy in Practice: The Archaeology of Hope.* Jossey-Bass.（国重浩一・バーナード紫訳（2008）ナラティヴ・アプローチの理論から実践まで：希望を掘りあてる考古学．北大路書房．）

Morgan, A.（2000）*What is Narrative Therapy? An Easy-to-read Introduction.* Dulwich Centre Publication.（小森康永・上田牧子訳（2003）ナラティヴ・セラピーって何？　金剛出版．）

坂本真佐哉（2013）ナラティヴ・セラピー：最近の展開．Ｎ：ナラティヴとケア（森岡正芳編：心理的支援法としてのナラティヴ・アプローチ），4; 23-30.

坂本真佐哉（2019）今日から始まるナラティヴ・セラピー：希望をひらく対人援助．日本評論社．

White, C. & Denborough, D.（Ed.）（1998/2000）*Introducing Narrative Therapy: A Collection of Practice-based Writings.* Dulwich Centre Publications.（小森康永監訳（2000）ナラティヴ・セラピーの実践．金剛出版．）

White, M.（2007）*Maps of Narrative Practice.* W.W. Norton & Co.（小森康永・奥野光訳（2009）ナラティヴ実践地図．金剛出版．）

White, M.（2000/2021）*Reflections on Narrative Practice: Essays & Interviews.* Dulwich Centre Publications.（小森康永・奥野光訳（2021）リフレクションズ：ナラティヴと倫理・社会・スピリチュアリティ．金剛出版．）

White, M. & Epston, D.（1990）*Narrative Means to Therapeutic Ends.* W.W. Norton & Co.（小森康永訳（1992）物語としての家族．金剛出版．）

矢原隆行（2016）リフレクティング：会話についての会話という方法．ナカニシヤ出版．

ナラティヴ・セラピーがもたらすものとその眼差し：§1　ナラティヴ・セラピーとセラピー文化

ナラティヴ・セラピーがセラピー文化にもたらすもの

小森康永 *

* 愛知県がんセンター精神腫瘍科部

本稿のタイトルは編者からの提案そのままである。実にさまざまなことを考えさせられる。ナラティヴ・セラピー（以下，ナラティヴ）が推進するものと言えば，まずは非精神病理的発想，権力に対する問題意識，冒険心に満ちた創造性，平等主義，透明性などであろうか。これらが現在，セラピー文化にどの程度実現されているのか，そこにナラティヴがどのくらい貢献したのかを希望的観測も含めて語ったとしたら，それは余りに能天気な，余りにナラティヴに似つかわしくない文章になるのではないかと恐れる。『物語としての家族』刊行後すでに 30 年が経過している以上，タイトルの現在形に甘えるわけにはいかない。一方，いかなる文化であれ，それが単独で存在すると仮定すること自体 20 世紀的な発想であり（箭内，2018），そもそもどこでフィールドワークすればセラピー文化なる全体を提示できるのかさえおぼつかない。仮にセラピー文化というものが同定可能だとしても，今度は逆に，それがナラティヴに影響を及ぼしてはいないのかと考える必要も出てくるだろう。ナラティヴはその始まりからして反ないしポスト心理学的である以上その懸念は無用だとする人もいるだろうが，ナラティヴに影響を及ぼすものはセラピー文化に限られる訳ではない。いずれにせよ，私にとって，本タイトルで何らかのことを帰納的に語ることは困難である。しかし，以上のような疑問に関連する探求を示すことは多少は意義のあることと思い，ここに開示することにした。

I 「地図はマニュアルか反マニュアルか？」で考える

デイヴィッド・エプストンらの新刊『プラクティス・ストーリーズとオートエスノグラフィーによるナラティヴ・セラピーの再想像』（Heath, Carlson & Epston, 2022）は，明らかに一つの刺激である。その第 1 章「序文：プラクティス・ストーリーズを書くこと：教育の歴史」の前半，エプストンは医局の駄弁りで供されるようなケースの話こそが見習い教育に最適なのだと言う。それがプラクティス・ストーリーズだ。そして彼の引用する人類学的文献はいつもながらどれも興味深い。一方，その後半ではヒースが，見出し「地図はマニュアルか反マニュアルか？」から察せられる通りホワイトの『ナラティヴ実践地図』の使われ方について問題提起をする。そこで開示された体験がリアルだ。

ある友人が院生のトレーニング現場である大学のクリニックを見学させてくれたそうだ。そこではナラティヴが熱心に取り組まれている。地元のナラティヴ・コミュニティでは孤独だった彼は，ナラティヴの院生教育と聞いて浮足立った。血湧き肉躍る機会だ。クリニックに着くとワンウェイミラー越しに観察が開始される。クライエントの問題は不安である。隣の椅子では，友人がボタンダウンシャツの左胸のポケットから何やらメモを取り出す。

「それは何？」ヒースは訊く。「これ？　学生が

従うべき地図だよ」彼は耳を疑い確認する。

「ナラティヴ実践地図は知っているだろう？」

ヒースは友人の言動を善意に解釈しようとする。「それは前回の面接で作ったものかい？」

「いや」友人は多少の苛立ちを示す。「マイケル・ホワイトのナラティヴ地図だよ」

ヒースは平静さを失い，院生が忠実に教師の地図を再生産するのを観察するが，友人に問う。「その地図があの人に当てはまることはどうしてわかったんだい？」ヒースを見る友人の額には困惑で皺が寄る。「この地図は誰にでも有効なんだ。そういうふうに君は教えないの？」あとは容易に想像されるだろう。後日，この友人から以下のメールが届いたという。

「だがね，足場作りなしでどうやって教育ができる？　院生には，進むべき方向と掴むべき目に見えるものを提供しなければならない。君がしているように創造的にできるのは大したもんだ，だけど誰でもそうできるわけじゃないんだよ。事実，たいていの人々はできない。誰にでもできるようなナラティヴ・セラピーを教える必要があるんだよ」

これをどう考えるかだと思う。これはナラティヴのあるべき適応なのか，ナラティヴの精神が失われる事態なのか？　このような展開が示唆するのは，ナラティヴがセラピー文化に影響を及ぼしているというよりも，ナラティヴ・セラピーが（セラピー）文化から影響を受けている，少なくともマニュアル化というセラピーに限らない文化がナラティヴ・セラピーから冒険精神を奪っている証だ。ナラティヴがセラピー文化に影響を及ぼす前に，ナラティヴ自体が様変わりする。

ところで，地図とは何だろう。古来，「木を見て森を見ず」と言われる。地図は森全体を示すと共に，そこに生える樹木さえ具体的に可視化する。セラピーで言うなら，その理論全体を示すと共に，そこで交わされる会話を具体的に可視化する。つまり理論と実践の両方を示唆するツールなのである。一方，マニュアルとは何か。作業や操作の手順について（多くはそれを迅速に進めるために）

まとめられたものである。そこに理論はない。例えば，『リフレクションズ』所収のケース，リンドン（White, 2000；邦訳, pp.74-81）を振り返ってみよう。「不適切さ」を主訴にマイケルへの相談に来た男性。そこでは，実家のあった小さな村の郵便局長について「リ・メンバリングする会話」が続く。それが始まるのは，マイケルが「あなたはどうして釣りを始めたのですか」と問いかけたからである。この問いがなければ，リ・メンバリングは始まらないし，いわんや地図の出番はない。では，なぜその問いが発せられたのか。子どもの頃，実家の近くのダムで釣りをして孤独な時間を過ごしていたというリンドンの話にマイケルが引っかかったからである。「釣りは子どもが自然に始めるものではない。釣りは人間の本性の表現ではない。それは子どもたちが，多くの場合男の子たちが，何らかの方法で——例えば物語を通して知ったり，親や養育者や友達から紹介されたりして始めるものだ」と。ここには，魚釣りは父親が教えるものだという西洋文化の言説がある。そして，セラピー文化に特権的な隠喩構造ではなく，換喩的共鳴がある。釣りにはそれを教える大人がいたはずだという想像力。さらに言うなら，然るべき人がその大人から外（さ）れた場合，その然るべき人が味わうであろう悲哀についての想像力。ネグレクトする父親が悪いと断じない愛に溢れていなかったとしても，この想像力さえあれば，治療は実現し得る。地図をマニュアルにしないのは，「言説」と「人生」を逃さないこの想像力ではないのか。

II 「生物学的時代におけるマイケル・ホワイトの個別主義的倫理学」で考える

ナラティヴが一枚岩ではなくなる，あるいは分裂するということは，いくつかのセラピーの歴史を思えば容易に想像のつくことである。多様性を尊ぶナラティヴであれば，もちろん「破門」などという言行不一致はあり得ないわけだが，2019年の『インターナショナル・ジャーナル・オブ・ナラティヴ・セラピー・アンド・コミュニティ・ワ

ーク』におけるナラティヴと神経科学の特集号は これまでにない問題提起となった。そこには，デンボロウの「神経経路を旅する」という長大な論考に関する6本の応答と特集関連の4本の各論があり，何よりもこのような対立を含む批評において いかに敬意を維持すべきかが冒頭でしっかりと述べられている。

　その中心論考「神経経路を旅する」は，Neuro-Narrative Therapy（Zimmerman, 2018）に代表される，ポスト・マイケルの時代に隆盛を誇る神経科学とナラティヴの統合的アプローチを真正面から取り扱っている。4部構成の項目を見ていただければ，ある程度の内容は推測できるだろう。① ナラティヴは神経科学とどのように関わっているのか？　②ナラティヴは情動（Affect）とどのように関わっているのか？　③ナラティヴの実践は，情動的転回とどのように関連しているのか？　④ ナラティヴは身体／身体経験／身体化された経験とどのように関わっているのか？　例えば，第1 部では，ナラティヴ実践者が神経科学のアイデアを利用する2つの方法が示される。1つは，既存のナラティヴ実践の効果を神経科学的に説明し探求することであり，もう1つは，ナラティヴ実践に神経科学の情報を取り入れて発展をもたらすことだ。もっとも興味深いのは，前者における以下の指摘である。

　　私は，ナラティヴ実践における外在化する会話と足場作り会話の効果にも興味はあるが，これらの説明と探求は，いくつかの重要な疑問を投げかける。（外在化する会話の中で）人々が自分の経験を自分自身の正確な言葉や用語で名付けることを可能にすることは，癒しの神経伝達物質を放出するから重要なのであろうか？　それとも，その地域の文化に根ざした行為を可能にするからなのか？　あるいは，人々が自らの経験を名付けられるようにすることには政治倫理的なコミットメントがあるからなのか？／もちろん，説明は一つである必要はないが，政治学と切り離した形で「名付け」の意義を説明することに私は慎重になる。神経生物学的に見れば，ある問題が「不安障害」と名付けられるのも，「虐待の声」と名付けられるの

も，ほとんど違いはないのかもしれない。しかし，ナラティヴ実践（とフェミニスト政治学）においては，天と地ほどの差がある。……私が懸念しているのは，治療的対話の後の人々の脳の変化に注目する場合，そのような研究は，明らかにするよりも，不注意に隠してしまう可能性があることだ。脳の変化に注目することで，まず隠蔽される可能性があるのは，政治学（ジェンダー，人種，階級，貧困，セクシュアリティ，その他の力関係に関係するもの）についての考察である（Denborough, 2018）。

　デンボロウは上記の隠蔽を「ニューロ・コンシール」と呼んで，警鐘を鳴らしている。これに対して，批評された側のボドアンのコメントがこの特集号の生産的な雰囲気を示していて興味深い。彼女はこう書いている。「ニューロ・コンシールという言葉は何かを隠そうとする意図を含意していますが，そのような意図があるようには思えません。神経科学における多くの研究や特定の理論は，文化的背景や政治学的影響に気づいていないのです。ですから，用語としては，不可視化 invisiblising の方が良いでしょう」（Beaudoin, 2018）[注1]

　また，第2部では，ナラティヴは感情を扱わないというかねてからの批判に答える形で，ナラティヴが情動をいかに扱うかが議論される。ナラティヴは他の実践とは異なる形で感情を扱う。つまり，ナラティヴは，感情と意味を結びつけ，感情や意味を行為から切り離すことも拒否するわけだ[注2]。

　さて，本題に戻る形で紹介するのが，バイヤーズの「生物学的時代におけるマイケル・ホワイトの個別主義的倫理観」（Byers, 2018）である。彼女は哲学者としてマイケルの著作に道徳哲学の個別主

注1）2018年，著者がMRI留学時代の同僚シュテファン・ガイアホッファーに招かれウィーンで講演した際，ナタリー（Marie-Nathalie Beaudoin はこう呼ばれている）とは面識を得た。シュテファンは彼女をとても高く評価する。また，MRI で私たちにナラティヴを教えてくれたのがジェフ（Jeffrey Zimmerman），ニューロ・ナラティヴ・セラピーのもう一人の旗手である。Old hand が従来とは打って変わった認識論をナラティヴに持ち込んだ訳だ。

義や反理論的アプローチを読み取る。具体的には，アイリス・マードックの「発見に対する受容性」（Murdoch, 1997）がフィーチャーされる。バイヤーズによれば，マイケルの個別主義的実践倫理とは，彼が出会った人々の言葉やフレーズ，話の切り口，物語，物語の断片から何かを発見しようとする受容性であり，それは会話発言やそこに登場する新語の中のローカルで特殊なものに注意を限定することだ。ここでマイケルはnarrativeというよりliteratureに一気に近づく。科学の真実性が再現性であり，説明的であるのに対し，文学における真実性の証は個別性ないし固有性にあり，記述的である。マイケルは架空のものではなく人々の生活の現実に関心を抱いていたが，文学の持つ2つの個別性を共有した。第1に，性格，生活，世界における個別性，第2に，一般に知られているものを新しい，あるいはこれまで聞いたことのない方法で明らかにすること。それは，ルールや一般論の例外を引き出す練習方法を開発するマイケルの才能にも明らかである。このように，ある意味，科学とは真逆の方向性を持つマイケルの個別主義，それが一体，科学を目指すセラピー一般に何をもたらすのか？

Ⅲ　おわりに

「ナラティヴ・セラピーがセラピー文化にもたらすもの」について書くよう求められ，それが叶わぬままに，逆に，ナラティヴの様変わりについて書くことになった。それは，冒険心と個別主義的倫理の喪失を危惧する論考の紹介に過ぎないが，「地図」と「神経科学」（さらに「情動」）はまだしばらく，ナラティヴ実践において絶えず頭の隅に置いておくべき事柄である。いずれにせよ私たちは，自らにとってナラティヴの何が一番大切なのかを再考すべきかと思う。あなたはナラティヴの，マイケルのセラピーの何に魅了されたのか，そしてそれが達成されるためには何が必要なのか？　私は，今ここで，「発見に対する受容性」，換喩を取りたい。

文　献

Beaudoin, M. N.（2019）Responding to David Denborough's paper: A short interview with Marie-Nathalie Beaudoin. *The International Journal of Narrative Therapy and Community Work*, 3; 74-79. https://dulwichcentre.com.au/

Byers, P.（2019）Michael White's particularist ethics in a biological age. *The International Journal of Narrative Therapy and Community Work*, 3; 106-115. https://dulwichcentre.com.au/

Denborough, D.（2019）Travelling down the neuro-pathway: Narrative practice, neuroscience, bodies, emotion and the affective turn. *The International Journal of Narrative Therapy and Community Work*, 3; 13-53. https://dulwichcentre.com.au/

Heath, T., Carlson, T. S. & Epston, D. (eds.)（2022）*Reimagining Narrative Therapy through Practice Stories and Autoethnography*. New York; Routledge.

Murdoch, I.（1997）*The idea of perfection. In: Conradi, P. (Ed.): Existentialists and Mystics: Writings on Philosophy and Literature*. London; Chatto & Windus, pp.299-336.

箭内匡（2018）イメージの人類学．せりか書房．

White, M.（2000）Re-engaging with history: The absent but implicit. In: White, M. (Ed.): *Reflections on Narrative Practice*. Adelaide; Dulwich Centre Publications.（小森康永・奥野光訳（2021）歴史を関わり直す：潜－在. In：リフレクションズ．金剛出版．）

Zimmerman, J.（2018）*Neuro-Narrative Therapy*. New York; Norton.

注2）詳細は，2022年10月22日に立命館大学茨木キャンパスで開催された「ナラティヴと情動」ワークショップに基づく拙著を参照いただきたい（小森・岸本・安達・森岡著『ナラティヴと情動』北大路書房，近刊）。そこにはデンボロウ論考翻訳も収録され，ナラティヴと神経科学との統合，ナラティヴとアフェクト（情動）について本邦初の議論がまとめられている。

ナラティヴ・セラピーがカウンセリング実践の文化にもたらすもの

国重浩一 *

―――――――――――――――――――――
＊ニュージーランド・カウンセラー協会員／ナラティヴ実践協働研究センター

　私たちの役割は，近代的権力のうっかりした共犯者になることなのか？　それとも，日常生活の多様性を提供することだろうか？　私たちの役割は，ひとつのストーリーに収束する人生観を促進することなのだろうか？　それとも，人生のオルタナティヴ・ストーリーという感覚における複雑性を生み出すことなのだろうか？　面接室は，既知の身近なことを確認する文脈なのか？　それとも，知り得そうなことに到着する文脈なのだろうか？　それは，見知らぬ異国のものを慣れ親しんだものにする文脈なのか？　それとも，慣れ親しんだものを「見知らぬ異国のものにする」文脈なのだろうか？（White, 2011；邦訳，p.41）

　ナラティヴ・セラピーの哲学や姿勢をみずからの相談業務の中に取り入れようとする者は，マイケル・ホワイトが自身の実践や考察から導いた，対人支援の中に根づいている力関係や倫理的問題に対する批判を知ることになり，人を周縁化してしまうような実践に陥らないように注意深くなっていくだろう。

　私は，1999 年から 2001 年にかけてニュージーランドのワイカト大学で，ジョン・ウィンズレイドやジェラルド・モンクからナラティヴ・セラピーを学んだのであるが，この頃からすでに，さまざまな文献において，ナラティヴ・セラピーを単なる技法として使うべきではないということが述べられていた。ひとつ例を挙げるとすれば，ナラティヴ・セラピーをしっかりと体系立てて説明

し，この実践が世に広まっていくのを助けた『ナラティヴ・セラピー――好む現実の社会的な構築』（未訳；Feedman & Combs, 1996）があるだろう。著者のフリードマンとコームズは，本の冒頭で次のように述べる。

　この本を通して強調するように，私たちは，これら（ナラティヴ）の実践を「テクニック」として取り入れることや，ナラティヴ・セラピーが生まれ出た世界観に対するしっかりとした基盤を持たずに実践することを推奨しない（Feedman & Combs, 1996, p.xvii）。

　つまり，ナラティヴ・セラピーは単なる技法の集まりではなく，その根底にある種の世界観や倫理観を有しているということであり，使うものはそれを理解しておく必要があるということである。
　日本では，ナラティヴ・セラピーというものを理解するときに，広義と狭義のものという枠組みを作って説明してきたようである。広義のナラティヴ・セラピーとは，ポストモダニズム，ポスト構造主義，あるいは社会構成主義のような哲学的な考察を拠り所にするアプローチを含有しており，狭義のナラティヴ・セラピーとは，マイケル・ホワイトとデイヴィッド・エプストンによって基盤を形作られたアプローチを示すようである。本特集号で扱おうとしているのは，「ホワイト／エプストン・モデル」と示しているように，この狭義の

ナラティヴ・セラピーのことになりそうである。

この分類方法であるが，ニュージーランドに在住している私には馴染みがない。少なくとも英語圏でこのような分類を聞いたことがないため，日本独自のものであると見ていいだろう。広義のナラティヴ・セラピーには，ハーレーン・アンダーソンやハロルド・グーリシャンの「コラボレイティヴ・セラピー」（Anderson, 1997）とか，トム・アンデルセンの「リフレクティング・チーム」（Andersen, 1991）が含まれることになるが，これらの人々は，広く見ればナラティヴ・セラピーの一種だと言われてしまうことをあまり快く思わないだろうと私は想像してしまうので，この区分を積極的に使えないところにいる。

このような理由で，私が「ナラティヴ・セラピー」と言うとき，マイケル・ホワイトとデイヴィッド・エプストンが原型を形作ったものを示す。もしより幅広いアプローチについて言及する必要がある場合には，ポスト構造主義時代の，または社会構成主義時代のアプローチと呼ぶことにしたい。

さらに，ナラティヴ・セラピーは，ある世界観を提示しているので，これを「モデル」と呼ぶことにもためらいを覚える。技法の集まりではないのだということに再び念を押して，ナラティヴ・セラピーが示す文化ついての考察をすすめたい。

セラピー文化間の移行

これから見ていくように，本書では，人を文脈的存在として捉える。こうした視点の転換によって，カウンセリングに関するその他の主要概念もドミノ倒し的に変わっていくことになるだろう。（中略）カウンセリングは文化的実践であり，クライエントは文化的存在であるということを明らかにする。個人主義から距離をおくこうした立場によって，個人の病理にそれほど焦点化しないという結果がもたらされる。というのもこの立場は，それぞれの豊かな人生の文脈で生じた課題に対して，一人ひとりが多様なリソースを用いて取り組んでいるという人間観をもたらすからである。さらに，カウンセリングの見方それ自体も変わってくる。本書ではカウンセリングを，クライエントがもつ知識と能力を最大限活用する異文化間の協働

作業と考える。これはカウンセリングを，機能不全を矯正したり個人の成長を助けたりする営みと見なす伝統的な見方とは異なるものである。（Paré, 2013；邦訳，pp.v-vi）

ポスト構造主義時代の，または社会構成主義時代のアプローチに共通している視点は，個人的な悩みや苦しみだけに留まらず精神的な疾患もまた，個人の中にだけで完結しているという考え方に異議を申し立てることにある。たとえば，ある人がうつ病を発症したとしても，その人の内面に「うつ病」とみなされるものがあるのではなく，他者との関係性の中で「うつ病」に見えるものが形作られ，維持されていると見るのである。つまり，社会文化的な要因や，そこで用いられている言葉の使い方を積極的に視野にいれることになる（e.g., McNamee & Gergen, 1992; Paré, 2013）。この視点は，内分泌系のアンバランスなどが個人の内部に生じているという考え方と相反するものではない。個人内部に生じている身体的な疾患があり，それに対する治療の必要性を認めるものの，生じている症状をめぐる意味合いについては，社会文化的な価値観に照らしあわせて理解されるのを考慮するということである。

古典的な家族療法において，個人に生じている問題や疾患について個人の中に原因を見出すのではなく，家族の中に見出そうとした。この点において，個人主義的な考え方から離れようとしたことを窺えるが，家族の中に見出そうとする点で，家族内の誰か，または家族内で生じていることに要因を見出そうすることに留まる。結果として，家族内の誰かに，またはその家族全体に非を負わせることになってしまう。家族療法が個人主義的な考え方からしっかりと距離を置くためには，社会文化的な側面と言語的な側面を取り扱う必要がある。

エプストンらが示した１つの事例から，ナラティヴ・セラピーでは社会文化的な側面をどのように扱うのか見てみよう。９歳になる少女と，女の子と数学にまつわるディスコース，つまりは，社会文化的にどのような意味づけを提示しているか

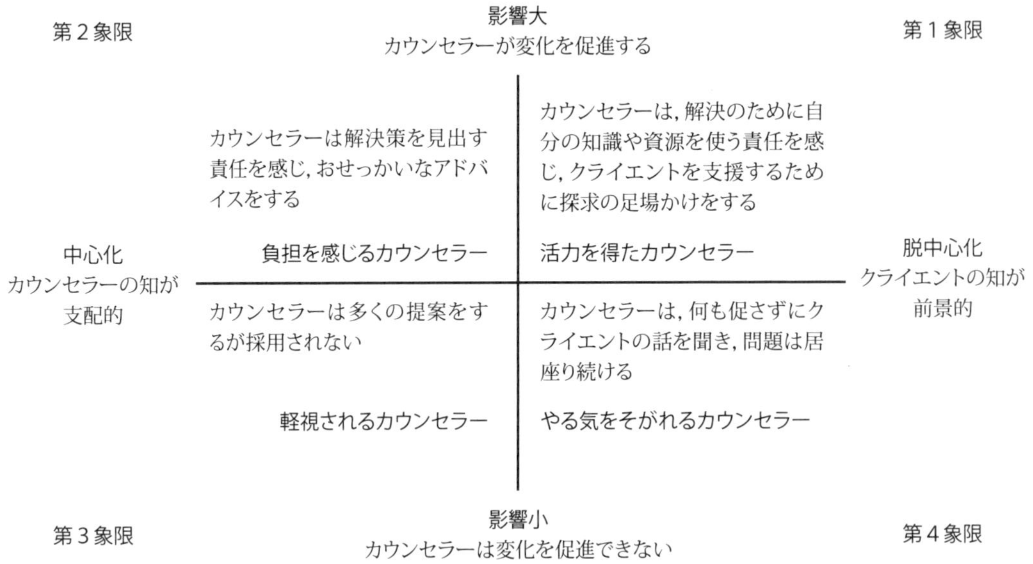

	影響大 カウンセラーが変化を促進する	
第2象限		第1象限

中心化 カウンセラーの知が 支配的	カウンセラーは解決策を見出す 責任を感じ，おせっかいなアドバ イスをする	カウンセラーは，解決のために自 分の知識や資源を使う責任を感 じ，クライエントを支援するため に探求の足場かけをする	脱中心化 クライエントの知が 前景的
	負担を感じるカウンセラー	活力を得たカウンセラー	
	カウンセラーは多くの提案をす るが採用されない	カウンセラーは，何も促さずにク ライエントの話を聞き，問題は居 座り続ける	
	軽視されるカウンセラー	やる気をそがれるカウンセラー	

	影響小 カウンセラーは変化を促進できない	
第3象限		第4象限

図1　協働に基づく影響と関係重視の姿勢（Paré, 2013；邦訳，p.333）（象限番号は著者が追記）

を見ていく，そして，そのような意味づけに対して，どのようにしたいのかというその子自身の考え方や価値観をしっかりと語っていくように招くのである。

　検討されていないまま残されている社会文化的前提は，子どもたちが直面する多くの問題を教えてくれるので，私たちのセラピーにおいても，これらのメッセージとその影響を検討していく。アンチ反算数クラブは，算数の成績に悩んでいた9歳の少女2人が結成した。そもそものきっかけは，ジェニーが（以前に関わった）ショーナと算数の成績の急落について話をしたことだった。ショーナにこの問題の社会的文脈について尋ねたところ，ジェニーにとっては驚きではなかったが，ショーナの仲間内で，数学の成績が高ければ女の子として「かっこ悪い」と見なされるという考えがあることを発見した。ショーナは，男の子たちも同じように見られるだろうかと尋ねられた。そうでないとすれば，どうしてそのような考えがあるのだろうか？　よく考えてみると，ショーナは，ジェンダーに基づいて女の子の能力を制限するのは不公平であることに気づき，腹を立てた。ショーナは，それが実に差別的だと思ったのである。ショーナは白人とアフリカ系アメリカ人のハーフなので，ジェニーは人種差別の問題なのだろうかと尋ねた。しかしショーナは，これは人種的背景から

のものではなく，性別からのものであると見なしたのである（Freeman, Epston, & Lobovits, 1997; pp.15-16）。

　つまり，このような実践は，数学の成績が芳しくない子どもに対して，知性，理解力，動機づけなど個人的な側面に焦点をあてる方向性とは大きく異なるということである。

　ホワイト（2005）は，セラピストが取るべき立ち位置を「脱中心化され，かつ影響を及ぼす（decentred and influential）」ものであると説明した。中心化／脱中心化とは，治療的な会話の中において，誰が舞台の中心に陣取っているかということを示す。セラピストが中心化された会話においては，セラピストが奉ずる価値観，治療的方針，見立てが中心となり展開していくだろう。一方で，セラピストが脱中心化される会話においては，クライエントが大切にする価値観，方向性，希望が中心となっていくのである。

　パレ（図1）は，セラピストの中心化／脱中心化の度合いをX軸に，そしてセラピストが影響を及ぼす度合いをY軸にして，このことを座標平面で表している。

　第1象限（脱中心化／影響力大）では，セラピス

トはクライエントと共に協働作業に取り組むことになる。第2象限（中心化／影響力大）では，セラピストは専門家として振る舞い，会話を主導するため，クライエント自身が周縁化される可能性がある。第3象限（中心化／影響力小）では，セラピストが専門知や提案をするもののクライエントに違いをもたらすことができないため，有効な治療であるとは言い難いであろう。第4象限では，セラピストはクライエントを中心化し尊重しようとするのであるが，影響を及ぼしにくいところにある。

　カール・ロジャーズの流れを汲むパーソン・センタード・アプローチ（PCA）に取り組み，ナラティヴ・セラピーを積極的に取り入れようとしている無藤清子は，マイケル・ホワイトのアイディアをパレとほぼ同じ座標平面で示し，第3象限を目指す心理療法はないであろうとし，第1象限をナラティヴ・セラピー，第2象限を認知行動療法や第一次家族療法，第4象限を古典的なPCAに相当するのではないかと見立てている（無藤，2015; p.184）。

　この論考の中で無藤（2015）は，セラピストが専門家として優位に立つことなくクライエントを中心化しつつ，クライエントに影響を及ぼすということはどのようにして可能なのだろうかということについて考察する。「脱中心化され，かつ影響を及ぼす」ところに大きな可能性があると感じつつも，PCAに取り組んで来たカウンセラーが，第4象限から第1象限に移行することは，かなりの旅路を要することなのだと推察できる。

　それでは，専門家が自身の専門性を大いに発揮し，その熟達度によって心理療法を良いものとする方向性（第2象限）につくセラピストが，第1象限を目指すことはどうなのだろうか。私自身は，ワイカト大学で最初からナラティヴ・セラピーを学んだため，他のアプローチからナラティヴ・セラピーに移った体験はない。そのため，移行の難しさを理解することができないため，他のカウンセラーがどのようにして移行してくるのかについて興味を持っている。ところが，私の限られた知

識や経験の中ではあるが，第2象限からナラティヴ・セラピーに移行することの難しさを述べるテキストや，伝えてくれる人にあまり出会うことがない。第2象限においては，ナラティヴ・セラピーが提案している外在化などのような技法を活用することができる。そのためこの中にいると，ナラティヴ・セラピーを活用しながら，心理療法を提供することができると思えるのかもしれない。

　無藤は，マイケル・ホワイトがいうところの「影響を及ぼす」について次のように説明する。

　　セラピストはアジェンダ（面接セッションで何を話し合うか，または，すべき行動方針）を強要したり，そうなるように介入したりするという意味で"影響を及ぼす"のではない。次のa〜cのようなことが相談者にとって可能になるような，質問とリフレクションを通じて足場をかける（scaffold）という意味で，セラピストは影響を及ぼすのである。

　　a〜cとは，「a）自分の人生のオルタナティヴ・ストーリーをもっと豊かに記述する。b）自分の人生で軽視・無視されてきた領域のいくつかに足を踏み入れて探索し始める。c）自分の（自分がすでに持っている）人生の知識やスキルのうち，切迫している心配事・苦境・問題に取り組むのに適した知識やスキルに，もっと精通するようになる」である（無藤，2015; p.186）。

　つまり，専門家の見立てを優先して影響を及ぼすために，技法を使うのではないということが理解できそうである。同じような技法を使っても，どのような目的のために，あるいはどのような姿勢で使うかによって，異なる心理療法の実践となっていくのだろう。

　パレや無藤が示した座標平面の象限は，それぞれのセラピー文化を示していると考えられる。ナラティヴ・セラピーにおいては，当然のことながら，対人支援の職に就く人々を第1象限の文化に招きたいのである。この文化を馴染みあるものとするためには，人という存在について，社会文化的に作り上げられ維持される問題について，そして，私たちが用いる言語について，教わるというより

もみずからが考えていく必要があるだろう。問題が社会文化的に構築され，それが私たちの普段用いる言語によってどのように維持されているのかについて考えてみることであり，それがセラピーの方向性にどのような違いをもたらすか，一つひとつ見ていく必要があるということである。

　それでは，ナラティヴ・セラピーにおいて，どのようなことが当然のことになりつつあるのかを説明しながら，この文化のあり方を検討してみたい。

問題の弱体化

　相談に来る人々が提示する苦悩や問題に対して，マイケル・ホワイトや他のナラティヴ・セラピストが一貫して取ろうとする姿勢は，苦悩や問題を個人の中に位置づけることはせずに，広い文化的な領域で理解した上で，問題の「弱体化（undermine）」をするためにはどのようなことが助けになるのかについて，一緒に検討していくことである。

　この「undermine」という言葉のニュアンスは，問題の「土台を壊す」，問題を「徐々に弱らせる，弱体化させる，むしばむ，台無しにする」という意味である。

　問題を弱体化するという姿勢に対比できるのは，「問題解決」となるだろう。問題解決という言葉から導かれる方向性は，問題の存在を否定し，問題が人生上に現れることを阻み，その根本にありそうな原因を取り除こうとする。つまり，かなり大がかりな取り組みをしたくなるということである。問題がその人の性格的な特性から来ているとみれば，性格そのものを変えたくなるし，過去の生育環境から来ているとみれば，家族関係を変えたくなるということである。そうすると，専門家が優位となる第2象限に近づいていく。

　問題を弱体化するとなると，さまざまな取り組みが異なってくる。今よりも問題を弱くするためのノウハウというのは，実のところ，相談に来た人がすでに実行していたり，知っていたりするものである。ただ，問題があってはいけないものだ

と思っていたクライエントにとっては，そのような弱体化させるためのノウハウは，価値のないものとして斥けられていたのである。そのため，ナラティヴ・セラピーにおいては，そのように「すでに知っていること」の価値を見出していくことになる。このような知識は，クリフォード・ギアーツの言葉を借りれば「ローカル・ノレッジ」ということになるだろう（Geertz, 1985）。ジェラルド・モンクらは，自身の著書の副題に「希望を掘りあてる考古学」とつけたが，ここで述べたような姿勢を示しているのだとも理解できるだろう（Monk et al., 1997）。

言語の違いがつくりあげる異なる現実

　私たちは話し方を変えることができる。そうすることによって，周囲の世界を組み立てたり理解したりする方法もまた変えることができる。言葉は単に私たちの考えや感情や生活を代表するものではない。言葉というのは，重なり合っている相互作用の一部である。どのような言葉を使うかで，世界に対する考え方や感じ方が変わってくる。同様に，私たちが考えたり感じたりする方法が，自分たちの話し方に影響を及ぼす。どのような話し方をするかは，この世にどのように存在するかということの重要な決定要因となる。
　だから，何を言うか，そしてどのように言うか，が大切なことなのだ（Monk et al., 1997；邦訳，p.29）。

　ナラティヴ・セラピーにおいては，私たちが日常に使う言葉遣いの影響にも目を向ける。「問題解決」とせず「問題の弱体化」に変更することによって，私たちの取り組み方に影響がでてくることは先ほど簡単に述べた。このように私たちのものごとに対する描写の仕方によって，私たちの前に立ち現れる現実が異なっていく可能性があることに注意を向けるのである。
　カナダで臨床活動をするスティーヴン・マディガンは，「慢性」で重度のうつ状態にあるトム（66歳，白人，中流階級出身，身体的には健康，既婚，異性愛者）という患者を治療するために，精神科病院から連絡をもらった時のことについて述べて

いる（Madigan, 2001）。トムに関わっている医療従事者は，トムが「慢性」であると規定しながら，同時に変化を望んでいるということに対して，矛盾があることを指摘する。

　　病院との関わりで感じた明らかな矛盾は，病院がトムに慢性的にアイデンティティが失われている人生を運命づけている一方で（慢性的ということは，彼はもはや救われないということを意味しているのですが），精神医学的治療によって，トムが「回復する」ことを強く望んでいることでした（Madigan, 2001；邦訳，p.4）。

　ナラティヴ・セラピーにおいては，真実と見なされている描写が私たちに与える影響が大いにあると見なす。私たちが使う言葉が，私たちに見える現実を形作っていくとも言えるだろう。

　ナラティヴ・セラピーを代表する取り組みである「問題の外在化」あるいは「外在化する会話」は，問題解決のための単なるテクニックとしてあるのではなく，クライアントが，そして私たちがみる現実に変化をもたらしてくためにあるのである。見える世界を変えていくというような試みであるということが理解される必要がある。

　外在化する会話において，問題が擬人化されたり，出来事が主語に据えられ自動詞を伴いながら表現される。このような会話によって，人々は自分そのものが問題ではないと理解し，その問題についてしっかりと語れるようになっていく。

　このような表現は，中動態的な表現に近いものとなる。言語が変わることで私たちがどれほどの影響を受けるかについては，中動態について論じている國分功一郎の『中動態の世界』（2017）と『〈責任〉の生成』（2020）に詳しいので参照してほしい。ナラティヴ・セラピーのものとして理解されていないが，外在化についても触れているところがある。

　これまでの臨床心理学の中で培ってきた言語をそのまま使うことによって，意図せずとも，誰かの中に，あるいは家族システムの中に障害や欠陥を見出し，それに責任を求めていくようになって

しまう。ナラティヴ・セラピーでは，そのような言語から離れるように私たちを誘っているのである。

複数を相手に複数で取り組む実践

　家族療法の伝統の中では，対応する家族に対してセラピストは，ワンウェイミラーの背後に精神科医やカウンセラーなどからなる治療チームを伴って，セラピーを提供するようになった。この伝統から発展させて，トム・アンデルセンらはリフレクティング・チームという取り組みを生み出し（Andersen, 1991），さらにその取り組みを参考にして，マイケル・ホワイトはアウトサイダー・ウィットネスという形に発展させていった（White, 1995）。そのような取り組みから理解できるのは，セラピーがもはや1対1の密室の中で行われるものではないということであろう。つまりセラピストは，自分の治療的会話を人に見られながらセラピーを提供するようになっているということである。

　日本でセラピーを学ぶ者に圧倒的に足りていないのは，経験のあるセラピストが実際にどのような会話をしていくのかを見る場面である。セラピーのような類いの実践は，理論を教わっただけでできるようになるとは考えにくい。そのため，家族療法の伝統がもう少し広がっていけば，他のセラピストの治療的会話を見る機会がもっと増えるであろう。

　さらに日本では，親子並行面接が当たり前になっているようであるが，ナラティヴ・セラピーのみならず家族療法に取り組むものであれば，親と子と一緒にセッションすることの意義を十分に理解できるのではないだろうか。ナラティヴ・セラピストの実践報告を読むと，参加できる関係者と一緒にセッションをすることが当然のごとく行われている。

　英国に住むマーティン・ペインは，マイケル・ホワイトの元で学んだのち，カップルに対する取り組みを著した。その中で，ナラティヴ・セラピーが複数を相手することを前提としていると述べ

る。

　　カップルのカウンセリングでは、ジョイントセッション、個別セッションにかかわらず、状況はもっと複雑になります。カウンセラーは、常に「二つの視点（dual viewpoint）」の姿勢を保ち、それを二人に伝えていく必要があります。これが中立性であり、決して距離を置いた冷淡さを意味するものではありません。同じ出来事や経験をめぐって、まったく異なる視点を持っている人であっても、双方が共に聞かれ信じられていると感じられるように保証することなのです。…（中略）…家族療法の中核的なスキルである中立性は、カップル・カウンセラーも学んで実践する必要がありますが、ナラティヴ・セラピーはこの原則を体現しており、それがカップル・カウンセリングに最適である理由の一つなのです。（Payne, 2010；邦訳、p.8）

　このような姿勢があるからこそ、家族に対する取り組みのみならず、カップル、そして、諍いの当事者を含めた会話に従事できる可能性を感じ取ることができるのであろう。つまり、ジョン・ウィンズレイドやジェラルド・モンクが示しているようなメディエーション、広い意味でいえば、修復的な取り組み全般に応用できる可能性が見えてくるのである（Winslade & Monk, 2000, 2008）。

透明性から導かれる実践

　ナラティヴ・セラピーの実践文化の中で、特筆すべきものをもうひとつあげるとすれば、その透明性にあると考えている。

　ジョン・ウィンズレイドは、マイケル・ホワイトが、私たち専門家がクライエントについて話すときの言葉の使い方について注意を促している、と教えてくれたことがある。トム・アンデルセンも、治療者自身の会話をクライエント家族に見せるときに、失礼なことを言ってしまうのではないかと懸念していたように（Andersen, 1992）、専門家同士の会話をクライエントが聞くとすれば、ディスエンパワーされるかもしれない心配があることを想像できるのではないだろうか。

　ナラティヴ・セラピーにおいては、専門家同士の会話においてもその場にクライエントがいても大丈夫なような話し方を身につけることになる。この実践は、専門家にとっても実に切実で大切なことになる。専門家の中にも何らかの形で周縁化されてしまっている人も多くいる。たとえば、性的マイノリティ、発達障害、精神疾患の既往歴、幼児期の辛い体験などを持っている人もいるのだ。つまり、その場において、専門家という立場と共に、何らかの立場で当事者とである可能性があるのだ。そのような専門家にとって、他者についてのこととはいえ、ここに挙げたようなことがさまざまな問題の根本にあるという語りは、いたたまれない気持ちになるだろう。ナラティヴ・セラピーの研修において、専門家だけでなく当事者も参加することがあるが、そこにいない当事者（クライエント）も大事にするような語り方によって、受容されたと感じることが往々にしてあるようである。

　さらに、ウィンズレイドに教えてもらい私の実践の基盤を作っているものは、ナラティヴ・セラピーを基盤とする治療的会話の中でセラピストとして何も隠す必要がないというものである。この実践を透明性と呼べるだろう。セラピストがどのような意図を持っているのか、どのような方向性の会話をしようとしているかについて求められれば、しっかりと説明するということである。

　ホワイトが提示するアウトサイダー・ウィットネスという取り組みでは（White, 1995）、専門家がその取り組みに参加したとしても、専門家という立ち位置からではなく、一人の人として発言するように求める。たとえば、人として耳に残った表現とか共鳴したことを語ってもらうのである（White, 2007）。

　さらに、ホワイトとエプストンの『物語としての家族』（White & Epston, 1990）に多数示されているように、セッション後に手紙を書くという実践は、常にというわけではないが日常的に行われるようになっている。あるところでこのような実践を説明したときに、何か形に残ってしまうことの不安を表明してくれた心理士がいたが、ナラテ

ィヴ・セラピーの文化ではすでに当然のことになっているのである。

そして，クライエントが望むのであれば，セッションの録音さえ渡すようになっている。私の経験では，カウンセリングの後，自分が何を語ったのか，どうしてそのことを語ったのかに興味を持ち，セッションを聞き直す人は少なくない。そして，そのようにしっかりと振り返ることができる場合には，その人が望む方向に向かうことが比較的容易になるようである。

おわりに

本稿において，ナラティヴ・セラピーで当然のごとく行われるようになっている実践について概説し，この文化のあり方を説明した。読者は，自分が常識と考えていることとこの文化圏のあり方を対比させ，その差異を感じることができるだろうか。

紙面の都合で，スーパービジョンについて述べることができなかったが，ナラティヴ・セラピーは，専門家をしっかりとケアしながら，その専門家自身の，人としての経験や大切にしている価値観などをしっかりと組み込むようにしている。これは別の機会にしっかりと述べたいと思う。

ナラティヴ・セラピーが唯一の正しい心理療法のあり方であると言いたいのではない。それでも，ナラティヴ・セラピーを自身の実践の拠り所としている者は，当たり前だからとか教わったことだからという理由で単に実践を繰り返すのではなく，自分の実践は，このクライエントに対して，この状況に対して，どのようなものになっているのだろうかということを常に振り返るように求められていると感じるだろう。つまり，自分の実践を絶え間ないリフレクションの中に置き続けるようになるということである。私は，常に自分の臨床を振りかえる伝統に大いに価値と臨床の可能性を見出している。

文　献

Andersen, T.（1991）*The Reflecting Team: Dialogues and Dialogues about the Dialogues.* W.W. Norton & Co.（鈴木浩二訳（2015）リフレクティング・プロセス（新装版）―会話における会話と会話．金剛出版．）

Andersen, T.（1992）Reflections on Reflecting with Families. In: McNamee, S. & Gergen, K. J.（Eds.）: *Therapy as Social Construction.* Sage Publication.（野口裕二・野村直樹訳（2014）ナラティヴ・セラピー―社会構成主義の実践（復刊版）．遠見書房．）

Anderson, H.（1997）*Conversation, Language, and Possibilities: A Postmodern Approach to Therapy.* Basic Books.（野村直樹・青木義子・吉川悟訳（2019）新装版 会話・言語・そして可能性―コラボレイティヴとは？　セラピーとは？　金剛出版．）

Freedman, J. & Combs, G.（1996）*Narrative Therapy: The Social Construction of Preferred Realities.* W. W. Norton & Co.

Freeman, J., Epston, D., & Lobovits, D.（1997）*Playful Approaches to Serious Problems: Narrative Therapy with Children and Their Families.* W. W. Norton & Company.

Geertz, C.（1985）*Local Knowledge: Further Essays in Interpretive Anthropology, 3rd Ed (Basic Books Classics).* New York; Basic Books.（梶原景昭・小泉潤二・山下晋司・山下淑美訳（1999）ローカル・ノレッジ―解釈人類学論集（岩波モダンクラシックス）．岩波書店．）

國分功一郎（2017）中動態の世界―意志と責任の考古学（シリーズ ケアをひらく）．医学書院．

國分功一郎（2020）〈責任〉の生成―中動態と当事者研究．新曜社．

Madigan, S.（2001）*Narrative Therapy.* American Psychological Association.（児島達美・国重浩一・バーナード紫・坂本真佐哉監訳（2015）ナラティヴ・セラピストになる―人生の物語を語る権利をもつのは誰か？　北大路書房．）

McNamee, S. & Gergen, K. J.（eds.）（1992）*Therapy as Social Construction.* London; Sage.（野口裕二・野村直樹訳（2014）ナラティヴ・セラピー―社会構成主義の実践（復刻版）．遠見書房．）

Monk, G., Winslade, J., Crocket. K., & Epston, D.（Eds.）（1997）*Narrative Therapy in Practice: The Archaeology of Hope.* Chichester; John Wiley & Sons.（国重浩一・バーナード紫訳（2008）ナラティヴ・アプローチの理論から実践まで―希望を掘り当てる考古学．北大路書房．）

無藤清子（2015）ナラティヴ・プラクティスと PCA―マイケル・ホワイトとカール・ロジャーズの比較と対象．In：村瀬孝雄・村瀬嘉代子編著：［全訂］ロジャーズ―クライアント中心療法の現在．日本評論社．）

Paré, D.（2013）*The Practice of Collaborative Counseling and Psychotherapy: Developing Skills in Culturally Mindful Helping.* Sage Publishing.（能智正博・綾城初穂監訳（2021）協働するカウンセリングと心理療法―文化とナラティヴをめぐる臨床実践テキスト．新曜社．）

Payne, M.（2010）*Couple Counselling: A Practical Guide.* Sage Publication.（国重浩一・バーナード紫訳（2022）カップル・カウンセリング入門―関係修復のための実

践ガイド（社会構成主義の地平）. 北大路書房.）

White, M.（1995）*Reflecting Teamwork as Definitional Ceremony, in M. White, Re-Authoring Lives: Interviews and Essays.* Dulwich Centre Publications.（小森康永・土岐篤史訳（2000）人生の再著述―マイケル，ナラティヴ・セラピーを語る. IFF 出版部ヘルスワーク協会.）

White, M.（2005）Michael White Workshop Notes. http://www.dulwichcentre.com.au/michael-white-workshop-notes.pdf

White, M.（2007）*Maps of Narrative Practice.* W. W. Norton & Company.（小森康永・奥野光訳（2009）ナラティヴ実践地図. 金剛出版.）

White, M.（2011）*Narrative Practice: Continuing the Conversations.* W. W. Norton.（小森康永・奥野光訳（2012）ナラティヴ・プラクティス―会話を続けよう. 金剛出版.）

White, M. & Epston, D.（1990）*Narrative Means to Therapeutic Ends.* W. W. Norton.（小森康永訳（2017）物語としての家族［新訳版］. 金剛出版.）

Winslade, J. & Monk. G.（2000）*Narrative Mediation: A New Approach to Conflict Resolution.* Jossey-Bass.（国重浩一・バーナード紫訳（2010）ナラティヴ・メディエーション：調停・仲裁・対立解決への新しいアプローチ. 北大路書房.）

Winslade, J. & Monk. G.（2008）*Practicing Narrative Mediation: Loosening the Grip of Conflict (2nd Ed).* Jossey-Bass.

ナラティヴ・セラピーが家族療法実践の文化に もたらしたもの

問題の外在化からナラティヴへ

児島達美 *

*KPCL（Kojima Psycho-Consultation Laboratory）

I　はじめに

　1980年代，ホワイト／エプストン・モデルによるナラティヴ・セラピーが家族療法の伝統の中から生まれてきた。そして，ほぼ同時期の1984年，日本家族研究・家族療法学会設立[注1] を機にわが国に家族療法が導入され，1992年，ホワイトらの最初の著作（1990）が小森康永氏によって『物語としての家族』のタイトルのもと邦訳刊行されたのがわが国における本モデルの登場である。それ以来すでに30年を超える時を経る中，本モデルはその歩みを止めることなくさらなる深化とより広範な展開を遂げてきている。その流れは，これまた小森康永氏の精力的な臨床活動，多数の翻訳，著作活動によって逐次わが国にも届けられ，すぐれた研究者，臨床家たちの手によって，本モデルは今日までわが国の家族療法の動向と文化にさまざまな形で影響をもたらしてきている。

　さて，今回，こうした様相をお伝えする役が筆者に与えられたわけであるが，果たして，その役に相応しいのかどうか，正直なところ心許ないのである。というのは，筆者は，心理臨床家としてほんの駆け出しであった頃，当学会設立時より家族療法の世界に足を踏み入れ，たまたま，本モデルの中心的な技法の一つともいえる「問題の外在化」との貴重な出会いの機会に恵まれたが，その

注1）日本家族研究・家族療法学会は2018年の法人化に伴い日本家族療法学会に名称変更している。

ベースである“ナラティヴ”については，どこか中途半端な形のまま今日まできているからである。しかし，もしかしたら，筆者の本モデルに対するそうした態度が本誌読者になにがしかの共鳴をもたらすきっかけになるかもしれないという思いに至ったのである。したがって，これから述べることは，筆者自身の家族療法と本モデルについての文字通りのナラティヴに他ならない。

　そこで，以下，まずは家族療法の展開の概略紹介から始めることにする。続いて，筆者自身の家族療法および本モデルにおける特に「問題の外在化」との出会いの経緯とその後の動向を振り返り，あらためて現在のナラティヴについての筆者なりの見解を述べてみようと思う。

II　家族療法の展開の概略（表1）

　1950年代，米国において産声をあげた家族療法であるが，これほど，誕生時から今日に至るまでさまざまなモデルを生み出しながら変容を重ねてきている心理療法はないといってよい。こうした展開の様相ではあるが，主たる理論的背景によって大まかに3つの世代に分けることができる。以下，世代ごとにその概略を述べていくが，詳細については『家族療法テキストブック』（日本家族療法学会編，2013）を参照していただきたい。

《黎明期》

　1950年代から60年代にかけて，統合失調症を

表1　家族療法の展開

"世代"	主たる認識論	代表的モデル	代表的人物
"第一世代"	システム・サイバネィックス ・円環的認識論 ・相互作用／プロセス ・関係と文脈	多世代伝達モデル	ボーエン，フラモ，ナージ
		構造的モデル	ミニューチン
		コミュニケーション・モデル	MRI（ウィークランド，ワツラウィック）
		ストラティージック（戦略）モデル	ヘイリー，マダネス
		システミック・モデル（ミラノ派）	パラツォーリ，ボスコロ，チキン，プラータ
		体験的モデル	ウィタカー
		行動・認知モデル	リバーマン
"第二世代"	社会構成主義 ・"問題"の脱構築 ・治療的言語・会話論	ナラティヴ・セラピー	ホワイト，エプストン
		リフレクティング・プロセス	アンデルセン
		コラボレイティヴ・アプローチ	グーリシャン，アンダーソン
		解決志向ブリーフセラピー	ディ・シェーザー，キム・バーグ
"第三世代"	個人ー家族ー社会システムの再統合 ・医学モデルとの関係再構築	家族心理教育	マクファーレン
		メディカル・ファミリーセラピー	マクダニエル
		カルガリー家族アセスメント・介入モデル	ライト，リーヘイ
		オープンダイアローグ	セイックラ

中心とした精神障害の家族研究への関心の高まりとともに，個人の心理力動に重きをおく精神分析の領域においても家族に積極的に関わる臨床家たちが登場してきていた。

《第一世代》

　1970年代に入ると，欧米ではシステム・サイバネティックス理論に代表される人間行動に関するあらたな認識論の高まりを受けて，個人の問題を家族成員間の円環的な相互作用の観点からアプローチするいわゆるシステム論的家族療法が登場し，各々独自の視点と技法をもった魅力的なアプローチが花開いた。実践面においては，当然ながら家族合同面接が必須とされ，個人面接とは異なる固有の面接法の開発が盛んになった。しかし，家族療法イコール"家族を治療する"という捉え方が家族に大きな負担を負わせる結果となった面は否めなかった。とりわけ，フェミニズムの広がりや家族形態の変化とともに，当時の家族療法家が旧来の家族の在り方を"健康な家族"とする暗黙の価値観に縛られていることへの批判を浴びるよう

になった。だからといって，この世代のすべてのモデルが否定されたわけではなく，その中でも特にコミュニケーション・モデルのMRIは，いち早くブリーフセラピーと称する独自のモデルを開発し，その影響は確実に次の世代に引き継がれていったのである。さらに忘れてならないのは，家族合同面接法の開発が，その後の個人面接はもとよりより治療チームによって多くの関係者が参与する豊かな臨床面接のあり方への道を開いたことである。

《第二世代》

　1980年代になると，家族療法は前世代の反省も含め家族との協働性に力点を置いた"家族と治療する"という方向へと大きく舵を切り始めた。この動きを促進したのが，同時期，人文社会科学領域において台頭してきた社会構成主義とそれに基づく面接場面でのあらたな（というよりも見過ごされてきた）治療言語・会話論の展開である。従来からの臨床的な"問題"を客観化・対象化する見方（システム論も含めて）から，"問題"自体が

社会的および言語的に構成されるとする見方への転換である。ホワイト／エプストン・モデルの登場もまさにこの時期にあたる。また，同時期，第一世代のシステミック・モデル（ミラノ派）の発展形であるリフレクティング・プロセスと"無知の姿勢"という言葉に代表されるコラボレイティヴ・アプローチが登場し，これら3つは"ナラティヴ・アプローチ"という名のもと大きく花を開くことになった（小森，野口，野村，1999）。さらに，同じ流れの中にありながら独自の発展を遂げ，わが国でも広がりを見せたのが解決志向アプローチである。

《第三世代》

前世代までの家族療法の流れの中でひとつ共通していたのは，特に，精神医学的な疾患と治療モデルに対するある面での対抗実践であったといえよう。しかし，疾患そのものを認めた上で患者はもとより家族がそれをどのように体験していくか，そのプロセスに焦点をあて支援するアプローチが登場してきた。その代表格は，すでに第二世代の時期に開発された統合失調症に対する家族心理教育であり（その後，摂食障害など他の疾患の家族支援にも応用されていった），身体医学領域ではメディカル・ファミリーセラピーなどである。また，前世代において花開いたナラティヴ・アプローチは，より広範な社会の分野においても応用されるようになってきた。そして，最近になって大きな反響を呼んでいるのが第二世代のリフレクティング・プロセスから発展してきたオープンダイアローグである。

こうして，家族療法は狭義の家族を対象とするというものから，個人と家族・関係者さらに専門家も含めたより社会的な協働性を高める方向を目指している。

Ⅲ　筆者の家族療法との出会い

1980年代当初，筆者がまだ大学院生であった頃から，事例検討会の場などでは，"クライエントの言葉の隠された意味を理解する必要がある"，"このケースの中核的な問題は依存性にある"，"このクライエントは自己コントロールの学習ができていない"，"この子の問題の原因は母子関係にある"等々の言葉がごく当たり前のように交わされていた（現在でも，事情はあまり変わっていないようではあるが）。要するに，問題は人（々）の内に内在しているという見方である。それらに対して筆者は，そうかもしれないとは思いつつもどこか釈然としない感覚を抱き続けていた。そうした折り，あるきっかけから日本家族療法学会の前身の研究会に参加する機会を得，そこで，この釈然としない感覚に一つの解答を与えてくれたのが，「二重拘束理論」によって出会ったベイトソンの"はじめに関係ありき"というシステミックな認識論とそれに基づく言語論であった。とりわけ，次の一文は，その後の筆者にとって隕石ともいうべきものになった。

　言語は，主語と述語というその構造によって，"もの"がある性質や属性を"持っている"のだと言い張ってしまう。もっと精密な表現手段があれば，"もの"がその内的な諸関係，およびほかの"もの"や語り手との関係の中でのふるまいから産み出され，ほかの"もの"と区別して見られ，"実在"させられるのだという点を，きちんと表現できるはずである。（Bateson, 1979；邦訳，1982，p.81）

今，あらためて読み返してみた時，"もっと精密な表現手段があれば"というベイトソンの願いが，その後，揺れ続けてきたように見える家族療法の底流にあって，それを"ナラティヴ"という形で実現させたのがホワイト／エプストン・モデルではないかと思われるのである。そして，後先になるが，同じ流れの中で筆者の臨床実践面に大きな影響を与えたのは，同じくベイトソンの流れを汲むコミュニケーション派（MRI）の"問題の問題たるゆえんはその解決策にある"という考え方であり，ここでの"解決策"が当のクライエントや家族によるものだけでなく，実は，治療者側の専門的な問題の理解に基づく解決策こそまず問

題とされなければならないということに目を開かされた。この考えのもと，MRI は，個人・家族の如何を問わず，より効果的なセラピーのためにブリーフセラピーと称するプロジェクトを展開したのである。

IV ホワイト／エプストン・モデルが 日本に登場してきた時

さて，わが国において最初にこのモデルにおけるマイケル・ホワイトの名と彼の家族療法に関する情報を得られたのはおそらく故鈴木浩二氏であろう。同氏は日本家族療法学会設立の中心メンバーであり，特に，当時の欧米での家族療法の動向を日本に積極的に紹介された。数多くの卓越した家族療法家たちを日本に招いてワークショップを企画されると共に学会誌（「家族療法研究」）にも各々の業績と人となりについて詳細な紹介文を掲載された。そして，マイケル・ホワイトについても同誌に《新進気鋭の家族療法家　Michael White》と題して紹介しておられる（1991）。以下，その冒頭からの一節を紹介する。

5 年ほど前のことになろうか，カナダから来られた Karl Tomm 博士[注2] が盛んに Michael White の名前を口にし，1989 年 3 月末の「第 5 回家族療法ワークショップ」（家族療法家のための研究会主催）の席で，White の生み出した「問題の外在化法」を分かりやすく紹介してくれたことがある。ワークショップに参加した人のうちには，White の発想のユニークさに驚き魅了され，その虜となり，従来の治療的アプローチの在り方自体に大きな疑問をもったものも多かったのではなかろうか。
White の論文が，家族研究の専門誌 Family Process に掲載されるようになったのは，1983 年のことだが，Tomm 博士が，彼の理論と技法を世界に紹介するようになるまでは，はなはだ失礼な言い方だが，White の名を知る人はオーストラリア以外にはほとんどいなかったのではなかろうか。

それがどうだろう。ここ 5，6 年のうちに頭角を表し，今や紛うことなき家族療法界の巨匠の一人となり，1989 年には米国夫婦・家族療法学会から功労賞を授与され，名誉ある「マスター・インタビュー」を受けるに至ったのである。それはおそらく，彼の家族療法がこれまでの家族療法を越える革新的な内容を多く含み，新しい第 3 世代[注3] による家族療法の到来を思わしめるものがあるからであろう。

1992 年 1 月には，Tomm 博士同席のもとマイケル・ホワイトを招聘して日本でのワークショップが開催された。ただ，このワークショップに筆者は個人的な事情により参加できなかったことが悔やまれる。

鈴木氏自身もマイケル・ホワイトの「問題の外在化」に触発される中，これが実は日本の伝統的な文化の中で息づいている「Kan-No-Mushi；疳の虫」[注4] にも相通じることに気づかれ，トム博士とのディスカッションを通じて同じく「外在化」でありながらも東西の文化による違いがあることが論じられている（Tomm, Suzuki & Suzuki, 1990）。大変興味深いので，以下，やや長くなるが，そのポイントとなる部分を坂本真佐哉氏による日本語訳により紹介しておく（坂本，1992；未発表，一部改変）。

……疳の虫は人格化（擬人化）された外在化である。しかしながら，日本におけるそれは（人格の）内側に存在する。言い換えれば，疳の虫は内部への外在化でスニーキー・プーや他のホワイトにおける擬人化は，外部への外在化であり，この違いは大きい。外部への外在化では，そこで語られる問題がまるで，うち負かすことができたり，逃げたり，置き去りにすることができるかのように語られる。よって会話の内容は，葛藤，パワー，コ

注2）Tomm, K. 博士の家族療法における貢献は，システミック・アプローチ（ミラノ派）の家族療法との出会い通じて定式化した 4 つの質問法（直線的，戦略的，円環的および省察的）である。

注3）鈴木氏は「第 3 世代」と記載されているが，当時の鈴木氏は，おそらく筆者が《黎明期》とした時点を「第 1 世代」とされていたと思われる。

注4）現代の日本ではほとんど耳にしない言葉だが，筆者の記憶の中には，例えば，夜泣きがひどい赤ちゃんがいると，年寄りたちの「疳の虫が騒いでいる」といった表現を耳にしたものである。

ントロールについてのものが多くなる傾向にある。一方，内部への外在化においては，そこで語られる問題について，共存が必要かもしれないという文脈が育まれる。なぜなら疳の虫は去って行ったり，消滅するということがまずない。自己から切り離される間に，それは，その人の中の「永久の来訪者」とみなされる。会話の流れは，反射，歩み寄りや共存などの方向へと向けられていく。この内部への外在化の型は，特徴として身体的，生物学的因子の臨床的条件に特に適合していると言えるかもしれない。

　このようなプロセスについては，西洋での臨床における議論の中でもすでに取り上げられてきているようである。例えば統合失調症の問題についての遺伝的，生化学的仮説は，内部への外在化の「近代的」なタイプかもしれない。つまり，統合失調症の問題についての遺伝学的な説明は，内部への外在化とみなすことができ，心理教育的な治療技法の成功に重要な役割をはたしているかもしれない。このように，遺伝学的な機序もしくは生化学的な問題については，人々は，問題として注目しない傾向にある。この「科学的な言語」は，家族メンバーや専門家が長い間かかえてきた問題に対して，個人のアイデンティティを傷つけることなく問題を自己から切り離すという機能的な外在化として作用する。そして，その治療的な効果は，擬人化された会話（例えば「ミス遺伝子」や「ミスター遺伝子」などのようなもの）が導入されることによってなお一層高められると考えられる。さまざまな様式によって，遺伝学的なもしくは生化学的な機序をより効果的に擬人化することができれば，言葉のやりとりによる相互作用の考察もさらに興味深いものになるはずであろう。また，内部への外在化を外部への外在化へ，またはその逆も同様に変換する方法も模索できるであろう。

V　「問題の外在化」の登場とその後

　前述の Tomm 博士によるワークショップに筆者も参加しホワイト／エプストン・モデルの家族療法に出会うことになった。ワークショップの冒頭，黒板に板書された "Externalizing the problem" という一文に筆者の眼は釘付けになった。というのは，筆者自身，その数年前より文字通り「問題の外在化」の構想を練り上げ，これをタイトルに

した論文をほぼ書き上げるところまでできていたからである。それは，問題の外在化によって治療関係を問題，クライエントそして治療者の三項間の相互作用として捉えるアイデアであった。Tomm 博士の講義と論文資料（Tomm, 1988）を通じて，筆者の発想が彼らのそれとそれほどの違いはなく，しかもオーストラリア・ニュージーランドと日本という異なる文化にあって同時期にこうした構想が生まれていたことには唯々驚くばかりであった。そこで，急遽，Tomm 博士の論文を引用する形でホワイト／エプストン・モデルのごく概略を筆者の拙論に付け加えることにしたのである（児島，1990；児島，2008 に所収）。

　そして，その直後の『物語としての家族』刊行を機に，「問題の外在化」はわが国の臨床家たちの関心を呼び，この名を冠した多くの実践報告がなされるようになった。さらに，そうした流れに大きな影響を与えたのが，家族療法家として卓越した臨床能力を発揮していた東豊氏が 1997 年に発表した "虫退治" や "鳴門の渦潮" などと名付けられた出色のケース報告であった。それらはまさに「問題の外在化」と呼んでよいものであったからである。ただ，同氏の場合は，あくまでシステムズアプローチの立場からケースに応じてこの方法を用いており，筆者の場合と同様，たまたまホワイト／エプストン・モデルに遭遇したわけである。こう言ってはなんだが，従来からの問題は人（々）の内にあるというまさにナラティヴ・セラピーが提唱したドミナント・ストーリーに対する懸念が 1980 年代より世界同時的に，またオリエンテーションの違いを超えて徐々に高まっていたということだろうか。

　しかし，2000 年代に入ると「問題の外在化」に対するさまざまな議論が展開されるようになってきた（児島・吉川ほか，2001；児島，2010）。そうした中で東（2004）は，ホワイト／エプストン・モデルに出会った際の経緯を通して「セラピーにおいて表面的な技法は変化しても，その技法の基礎となる文脈（context）すなわち舞台づくりをする姿勢は変わらない…」と自らの立場を述べてい

る(注5)。さらに，同時期，米国で解決志向アプローチとホワイト／エプストン・モデルの異同に関する議論が盛んになる中（Chang et al., 1993），わが国でも解決志向アプローチの観点から森（2002）が，「問題の外在化」によって"問題と闘う"ということが前提になってやしないかとの懸念を表明した。筆者もその危険性については感じ始めていた。欧米でも，同じような反応が多く見られていたようで，例えば，エプストン（1996）は「『問題』を全滅させようとはしておらず，あくまで『人』と『問題』との関係を問題としている」と述べている。

こうして，わが国における，いわば，"はじめに「問題の外在化」ありき"といった風潮は徐々に衰退していったのである。その最大の理由は，すでに東が指摘した点とも相通じるが，「問題の外在化」の技法としての部分にのみ注目が集まり，そのベースになっているナラティヴ・セラピーについての理解は脇に置かれたままであったからである。なぜ，そうなってしまったのだろうか。

VI　ナラティヴ・セラピーをもう少し身近なものにするために

どの心理療法でも，それぞれの本を読むことで，その目指しているところのものをある程度は把握することができる。もちろん，それによってすぐに臨床場面でその心理療法を活かせるようになるなんてことは決してないわけだが，ナラティヴ・セラピーについていうと，そもそも，それについて書かれた本を読みこむこと自体に大変苦労するのである。理論的背景としての哲学・歴史・社会学的な諸思想に関する記述，使用される独特の用語群，「問題の外在化」はもとより多様な技法群，一見して突飛で面倒な面接の方法などなど。そして，それらを一括したものにナラティヴという名が与えられていて，しかも，日本語訳では"物語"

というのであるから，多くの対人援助職にすると，正直これはいったい何なのかと立ち尽くすしかないと言ってよい(注6)。

そこで，もう一度ナラティヴなるものと，これと密接かつ重要な概念と考えられるディスコースという2つの用語を特に取り上げ，筆者なりに学んだことの一端をお伝えしようと思う。

1．ナラティヴとはなにか

当初，つまずきとなったのは，ナラティヴが物語と訳されて紹介されるようになったことにある。というのは，筆者にとって"物語：モノガタリ"というと，どうしても源氏物語やイソップ物語というような文学作品しか思い浮かばなかったからである。もちろん，人生物語といった言い回しにあるように，個人的な生きざまを表現するものもあって必ずしもそのような一つの作品だけを指すものだけではないが，ナラティヴ・セラピーが物語療法などと呼ばれると，その世界はまったく異なったものになってしまうのである。

そこで，原語の narrative について調べてみた。すると，「物語」のうちの「モノ語り」すなわち「語る」という行為そのものをも指し示していることを知り，また，この時期に，日本語の「聴く」は単に相手の話を聞くということだけでなく，「（答えを耳にいれようとして）ひとに尋ねる。考え，気持ちなどを問う」という意味があることを辞書でたまたま発見したことは大きかった。そういえば，筆者も面接場面で「ちょっとお聞きしてもいいですか？」とクライエントによく尋ねる形での「語り」をしていることに気づいたからである（森岡・児島，2004）。

要するに，「語る」行為は「聴く」相手（必ずしも人間でなくてもよい）をすでに前提にしていて，同時に「聴く」側の問い方によって「語られ

注5）東の「問題の外在化」に関する考え方については，文献に挙げた東豊・Tomm, K.・森岡正芳ほか（2004）により具体的に述べられている。大いに参考になるので是非目を通していただきたい。

注6）日本家族療法学会でも2001年さらに2009年に学会誌上で特集が組まれ，その後さらに多数の関連書籍や翻訳書の刊行とワークショップが行われてきた。最近では，ナラティヴ・セラピーをより身近なものとするための努力が重ねられてきている（国重，2021）。

たモノ」の意味は変容を遂げていくという事態は，実は，わたしたちの生活の支えているごく当たり前のことなのだが，それを対人支援の場において，それぞれのクライエントや家族がより希望をもてる方向へと促すための手立てと工夫を重ねてきたのがナラティヴ・セラピーではないかと理解できるようになってきたのである。さらに，Bruner, J.（1984；邦訳，1998）によって，この「語り」すなわちナラティヴが，私たちのことばの世界の中での論理・科学的な形式と並んでもう一つの重要な形式であることを学んだこともナラティヴ・セラピーに出会わなければなかったといえよう。

　ということで，ナラティヴを物語と訳してしまうことには，美しき誤解を生む可能性が否定できないがために，筆者はどうしても躊躇せざるを得ないのである。

2．ディスコースということ

　この用語もナラティヴ・セラピーではきわめて重要な位置を占めている。しかし，その意味するところを臨床実践の場で理解するには，辞書的な定義をあげてみても，正直いって難しい。しかし，これも，前述のナラティヴと深く関連しているのである。クライエントや家族が語るさまざまな困難さは，たしかにその本人たちの個人的な経験に根ざしたものであるが，そこには，良きにつけ悪しきにつけ，本人たちが生きている社会に支配的な考え方がすでに沁み込んでいて影響を与えている。そのことにもしっかり目を向けてみようというのがナラティヴ・セラピーの目指すところであり，これがディスコースと呼ばれるものである。例えば，「この子が悪さをするのは私の母親としての育て方が原因だと思う」というクライエントである母親の苦労語りをセラピストが耳にしたとする。この語りの内には「母親としての育て方として何が正しいか」ということが含意されており，この「正しさ」がディスコースに相当する。つまり，このクライエントに限らず母親たちはこのようなディスコースからの影響を受けることなしに日々の子育てをしているわけではない。そこで，どの程度，あるいはどのような形で，この母親の日々の子育てに「正しさ」のディスコースが影響を与えているかというところを，例えば「影響相対化質問法」と呼ばれるような独自の援助的な会話によって浮き彫りにしていくのである。このプロセスがドミナントストーリーからオルタナティブストーリーへの書き換えということであり，そのようにして一つの形を成したのが「問題の外在化」といえる。そして，当然ながら，対人援助の専門家としてのセラピストもまたさまざまなディスコースに影響されているということに自覚的であることが求められることになる。筆者もまた例外ではない。

VII　おわりに

　語るべきことはまだまだ山ほどあるが，最後に一つだけ，筆者にとってあらためて実感させられるのは，かつて家族療法の基礎を築いたベイトソンの「もっと精密な表現手段があれば」という願いが，ナラティヴ・セラピーによって家族療法の伝統と文化をさらに豊かなものにしたということである。

文　献

Bateson, G., Jackson, D. D., Haley, J., & Weakland, J. H.（1956）Toward a theory of a schizophrenia. *Behavioral Science*, 1(4).（佐藤良明訳（2000）精神の生態学（改訂版）. 新思索社. に所収）

Bateson, G.（1979）*Mind and Nature: A Necessary Unity.*（佐藤良明訳（1982）精神と自然―生きた世界の認識論. 思索社, pp.80-81.）

Bruner, J.（1984）*Actual Minds, Possible Worlds.* Harvard University Press.（田中一彦訳（1998）可能世界の心理. みすず書房.）

Chang, J. & Phillips, M.（1993）Michael White and Steve de Shazer: New directions in family therapy. In: Gilligan, S. & Price, R.（Eds.）: *Therapeutic Conversations*. W. W. Norton & Company, pp.95-135.（森俊夫・瀬戸雄太郎訳（2002）家族療法の新しい方向性―マイケル・ホワイト＋スティーブ・ドゥ・シェーザー. 現代思想, 30(4); 84-112.）

Epston, D.（1996）Consulting the problem about the problematic relationship. In: Hoyt, M.（Eds.）: *Constructive Therapies 2.* Guilford Press, pp.148-162.（小森康永監訳（2005）問題をはらんだ関係について問題に相談する. In：ナラティヴセラピーの冒険. 創

元社，pp.303-328.）

東豊（1997）セラピストの技法．日本評論社．

東豊・Tomm, K.・森岡正芳ほか（2004）「虫退治」の枠組みで行う不登校の家族療法．In：日本ブリーフサイコセラピー学会編：より効果的な心理療法を目指して．金剛出版，pp.149-167.

加来洋一・和田憲明・光野茂ほか（1999）外在化が促進される過程―衝動行為が持続した男子児童例．ブリーフサイコセラピー研究，8; 53-63.

黒沢幸子・森俊夫（2001）家庭内暴力を伴った不登校女児への「問題の外在化」アプローチの適用―「問題の外在化」による自我統合プロセスおよびスクールカウンセリングにおける「問題の外在化」の効用に関する考察．臨床心理学，1(2); 217-228.

児島達美（1990）心理療法における『問題の外在化』および治療関係の『三項構造化』について．上智大学心理学年報，14; 119-127.（児島達美（2008）可能性としての心理療法．金剛出版．に所収）

児島達美・吉川悟・小野晴久ほか（2001）問題の外在化が志向するものは何か．ブリーフサイコセラピー研究，10; 50-66.

児島達美・森俊夫（2002）ブリーフセラピーへの招待―M・ホワイト＋S・ドゥ・シェーザー「家族療法の新しい方向性」を中心に．現代思想，30(4); 70-83.（児島達美（2016）ディスコースとしての心理療法．遠見書房．に所収）

児島達美（2009）心理療法にとって「ナラティヴ」とは．家族療法研究, 26(2); 111-116.（児島達美（2016）ディスコースとしての心理療法．遠見書房．に所収）

児島達美（2010）「問題の外在化」再考．ブリーフサイコセラピー研究，11(9); 67-76.（児島達美（2016）ディスコースとしての心理療法．遠見書房．に所収）

小森康永・野口裕二・野村直樹編（1999）ナラティヴ・セラピーの世界．日本評論社．

国重浩一（2021）ナラティヴ・セラピー・ワークショップ Book Ⅰ：基礎知識と背景概念を知る．北大路書房．

国重浩一（2022）ナラティヴ・セラピー・ワークショップ Book Ⅱ：会話と外在化，再著述を深める．北大路書房．

町田英世・工藤卓・吉川悟ほか（2000）外在化を用いた慢性疼痛の治療―Gate control theory を応用した心理療法．心身医学，40(2); 135-141.

槇野葉月（2006）緑色のカメレオンはどこから来たか―「問題の外在化」のプロセスに関する一考察．ブリーフサイコセラピー研究，15(1); 31-43.

森岡正芳・児島達美（2004）物語的アプローチ．In：亀口憲治編：臨床心理面接技法3（臨床心理学全書10）．誠信書房，pp.199-261.

中西善久（2000）問題の外在化を用いた摂食障害の1治療例．心身医学，40; 26.

楢林理一郎・小森康永・野口裕二ほか（2001）〈座談会〉ナラティヴ・セラピーを考える．家族療法研究，18(2); 117-142.

楢林理一郎・小森康永・野口裕二ほか（2009）〈座談会〉

ナラティヴ・アプローチの現在．家族療法研究，28(2); 117-145.

日本家族療法学会編（2013）家族療法テキストブック．金剛出版．

瀬頭りつ子・児島達美（2003）「問題の外在化」による物語の構成について―チームアプローチによる小学校不登校事例の家族面接から．長崎純心大学心理教育相談センター紀要, 2; 25-34.（児島達美（2008）可能性としての心理療法．金剛出版．所収）

鈴木浩二（1991）新進気鋭の家族療法家 Michael White.　家族療法研究，8(2); 189-192.

高橋規子・吉川悟（2001）ナラティヴ・セラピー入門．金剛出版．

Tomm, K.（1988）Interventive interviewing: Part III. Intending to ask lineal, circular, Strategic, or Reflexive Questions? Family Process, 27; 1-15.

Tomm, K.（1988）Externalizing the Problem and Internalizing Personal Agency. Draft for Canadian Psychiatric Association.

Tomm, K., Suzuki, K., & Suzuki, K.（1990）The Kan-No-Mushi: An Inner Externalization that Enables Compromise. Australian and New Zealand Journal of Family Therapy, 11(2); 104-107.

White, M. & Epston, D.（1990）*Narrative Means to Therapeutic Ends*. W. W. Norton.（小森康永訳（1992）物語としての家族．金剛出版．）

ナラティヴ・セラピーがもたらすものとその眼差し：§1　ナラティヴ・セラピーとセラピー文化

ナラティヴのまなざしが医療実践の文化にもたらすもの

市橋香代 *

* 東京大学医学部附属病院精神神経科

I　はじめに——ナラティヴ・セラピーと　　医療実践の親和性

　ナラティヴ・セラピーは，「問題が問題であるという立場を貫く」という点では，医療との親和性を有する。世間の大多数の人にとって，「病気」はかからない方がよいものであり，「病気にかかった＝問題」とみなされやすいからである。病気は個人の人生や家族全体に影響を与え，それが時として「問題」となる。例えば，非常に単純化した「病気を外在化する会話」を考えてみると，次のようになる。

・その病気はあなたの生活にどんな影響を与えてきましたか？（問題の歴史をたどる）
・あなたと周りの人との関係にはどんな影響を与えましたか？（問題の影響を明らかにする）
・病気の影響を受けることが減ってほしいですか？（問題の影響を評価する）
・それはなぜ？（評価の正当化）
・あなたの中で病気の影響を受けていないのはどんなところですか？（ユニークな結果）
・病気に対して，あなたはどんなことをやってきましたか？（行為の風景）
・そんなことができたのは，あなたの中のどんな能力が発揮されたのでしょう？（アイデンティティの風景）

　通常病気の影響が好まれることは多くないため，そこまで難しい思考の変換をせずともこれらの会話は可能かもしれない。ミクロな実践においては，

とある人の病気に対してより固有の意味づけを行い，支援関係が成立しうる。しかしながら，対等な関係を目指す個別の実践の一方で，社会の文脈で医療を眺め，支援者が医療者であるということを考えると，医療者と医療利用者の間には，ある種の権力関係がすでに内包されている。そして，診断や治療の過程で，医療者も医療利用者も病気にまつわるマクロなナラティヴ（ディスコース）を作り上げることに関与している。

　本稿では，臨床実践において個人固有の経験をローカルな場で扱うミクロなナラティヴではなく，マクロな視点で，ナラティヴのまなざしが医療実践に与える影響について概観する。医療実践もしくは支援の対象を括る概念として疾患単位，具体的には「病気（疾患）あるいは障害」を取り上げる。まず，ある特定の事象が医療の文脈で「病気（疾患）や障害」と括られる，医療化と脱医療化について述べる。ついで医療の展開に伴い「病気（疾患）や障害」の内包する意味が社会の中で変容してきた過程を振り返る。そして最後に，ナラティヴのまなざしに通じる当事者の主体性を取り戻す動きが，社会の中で「病気（疾患）や障害」の意味合いを変容させつつある過程について紹介する。なお，ここで疾患と障害を併記したのは，精神疾患にとって両者が不可分であると考えたためである。

II　精神疾患概念の医療化

1．医療化された「病気（疾患）や障害」

精神医学において，正常と異常は基準との合致，もしくは逸脱によって決定される（大熊，2013）。基準には，平均基準と価値基準があり，平均基準においては，多くのものに見られるものが正常とされ，平均的でないものは異常とされる。一方で価値基準は，個人もしくは社会で認められている特定の理念に合致するものが正常とされ，価値を認められず理念に反するものは異常とされる。つまり，価値判断の基準が異なれば，正常と異常の判断は異なる。病気というのは，価値基準に基づく概念であり，人間が生活していく上での不都合によって健康から分けられる。一方で疾患は一定の病因や症状経過を備えた生物学的概念である。

　古くは統合失調症も「病気（疾患）」とは認識されず，社会からの逸脱と括られていた時代がある。18世紀の Pinel による人道的な運動から，精神病を病気として医学の対象と考える動きがはじまり，19世紀になって Kraepelin により統合失調症が一つの疾患概念として確立された。また，現在広く用いられている「精神障害（mental disorder）」は，精神の病的状態全体をまとめた言葉であり，疾患や病気の概念に関する不一致を避けるために包括的な概念として用いられている。このため精神疾患とほぼ同義に用いられる場合もあれば，生活上の不都合を含んだ障害（ディスアビリティー；disability）として示される場合もある。以後にさまざまな精神疾患概念を論じる上で，両者が混同して用いられていることがほとんどであることをあらかじめお断りしておく。

2．発達障害の医療化

　21世紀に入って医療化された「障害」の代表例として，「発達障害」が挙げられる。日本では，2005年に「発達障害者支援法」が施行され，知的障害を含まない「発達障害」という他国とは異なる括りが生まれた。それは「発達特性」を「社会機能の障害」という基準で区切り，いくつかの診断単位としたものである。不器用さや対人関係の苦手さは「個人の特性」から「診断／障害」に置き換えられ，「親の育て方」によるものであると

いう「風評」は外在化され，医療および支援の対象となった。しかしながら，代表的な発達障害である自閉スペクトラム症の有病率は1％と言われているが（APA, 2013），最近の報告では，1万人に1.09人から436人まで（0.01％から4.4％ということになる），と調査によってかなり幅があることが示されている（Zeidan et al., 2022）。

　この点について熊谷は（2017），自閉症の概念が，純粋なインペアメント（疾患による欠損）ではなく，環境との相互作用の結果としてのコミュニケーションの障害というディスアビリティを記述していることから，社会的排除の個人化を通して有病率が大きく変動すると指摘している。そしてコミュニケーションの障害を個人のインペアメントではなく，情報保障の不十分と読み替えて，当事者研究により個別の対象者に応じた情報保障を明らかにしていくことが望ましいと結論づけている（熊谷，2017）。

　なお，発達障害と診断される人が年々増加していることがしばしば指摘されるが，そこにはさまざまな要因の関与が考えられる。2001年から2011年にかけて行われた米国国民健康調査の結果では（Houtrow et al., 2014），10年の間で精神疾患が21％増加しており，知的障害が63％増加している。そして精神疾患の増加に関しては，親の高学歴，高収入などとの関連が指摘されている。この点については父親の年齢が高いほど自閉症や統合失調症などの精神疾患が子孫に発生しやすいことの影響も考察されている（Yatsenko et al., 2018）。これらのことから，発達障害の早期発見や治療薬を含めた普及啓発活動などの社会的な側面のみが，診断該当者増加の要因であると単純に結論づけられないことがうかがえる。

　日本においては，発達障害者支援法の制定から特別支援教育が始まり，2016年より施行された障害者差別解消法をもとに，さまざまな場面で障害者に対する「合理的配慮」が求められることとなった。そもそも教育の機会均等は教育基本法（1947年）に定められており，国および地方公共団体が義務教育の機会を保障し，実施に責任を負

うとされている。つまり，もともと謳われていたものが，障害者の権利に関する条約への署名（2007年）により法整備が進んだということになる。

しかしながら，筆者の経験するところでも，最近になって特別支援教育を受けるために医師の診断書を要求する自治体が出現するようになった。中には「引き続き特別支援教育を受けるために」，新たに医療機関を受診して知能検査を受ける必要があると保護者が認識して受診するケースもある。このような条件をつけることが，はたして教育の機会均等に合致しているのだろうか。試しに「特別支援教育×医師×診断書」とインターネットで検索すると多くの自治体がヒットする。児童精神科外来の慢性飽和状態を考えるとまさに医療資源の濫用と思わざるを得ないのだが，過度な医療化により現場の対応能力を超えたニーズが押し寄せた結果ではないかとも想像する。とすれば，ある意味児童精神科領域の啓発活動がブーメランとなって返ってきたとも言える。そろそろ発達障害の脱医療化を考える時期に来ているのかもしれない。

3．依存症

依存症もまた，「意思の弱さ」としてみなされるのではなく，「疾患」として認知され，治療の対象となってきた。アルコール依存症にもニコチン依存症にも治療薬があり，薬物療法の対象となっている。また，薬物療法だけでなく，集団精神療法や自助グループ，認知行動療法などによる治療プログラムなどが行われている。さらに2013年に発表された米国の精神疾患の診断基準 DSM-5（APA, 2013）においては，「依存症」という表現はなくなり，「物質使用障害」という表現が用いられている。

一方で，2018年に公表された国際疾病分類 ICD-11（WHO, 2018）においては，依存（dependence）という用語が残った一方で，ゲーム障害（gaming disorder）が採用されたことも記憶に新しい。物質使用症だけでなく，病的賭博などのプロセス依存も嗜癖行動症として同じカテゴリーに入った。こうして見てみると，世界的な診断基準であっても，疾患をどのように規定するのかについては細かな違いがあり，統一した基準を作成することは容易ではないことがわかる。

認知症，統合失調症をはじめとして，さまざまな疾患において名称変更がなされているが，ここにもスティグマの排除という意図が透けて見える。医療化が治療対象とすることを前提としたものであると考えると，援助希求を促進するという点において，疾患名称についても同時に検討されることは必然なのかもしれない。ふとナラティヴ・セラピーの手法を思い起こさせるところではある。

4．精神疾患から外れていくもの

医療化により「精神疾患」とみなされるものが出てくる一方で，概念の再編により，精神疾患とはみなされなくなっていくものもある。ICD-11（WHO, 2018）においては，性の健康に関連する状態群が新設され，精神疾患の分類から外れた。背景には，性の多様性に関する認識の広がりや性およびジェンダーに関連した知見の蓄積があり，当事者へのスティグマの排除と医療サービスへのアクセスを容易にする意図があるのではないかと考えられている（松永, 2022）。

一方で，DSM-5 においては精神疾患の診断に含まれている「性別違和」は，指定された性と体験・表出しているジェンダーとの著しい不一致に伴う苦痛により診断される。この項目では，セックスという生物学的な指標と社会的性の不一致から，ジェンダーという用語を導入する必要性について述べられている。ジェンダーという言葉は，社会的な性役割を示すという「ある種の社会構成主義者の理論とは対照的に」，社会的および心理学的要因と相互に関連しながら，生物学的要因がジェンダーの発達に寄与するという前提を述べて，出生時に割り当てられた性（指定されたジェンダー）との不一致を括っている（APA, 2013）。

なお，DSM-5 においては，精神疾患を診断する前提として，苦痛・機能障害の存在が示されており，性別違和もその例外ではない。つまり，社会的機能が保たれていて，苦痛を感じていない人は

診断基準を満たさない。このような記載が，当事者の性のあり方を病理化しているとの指摘もあり，診断の上で苦痛の存在を必須としない ICD-11 の「性別不合」の方が，当事者に受け入れられやすいと考えるむきもある（松永，2022）。

5．認知症

認知症もまた，「老化による物忘れ」という誰でもなりうるような現象ではなく，アルツハイマー病において脳神経細胞へのアミロイド β という物質の蓄積が原因となるとの仮説，治療薬の開発などを通じて，専門医療の対象となった。さらに，日本においては 2000 年の介護保険制度の導入により，医療から介護へのシフトが図られた。しかし，それにもかかわらず，要介護認定に医師の診断書が必要となったことから，患者は医療の必要がなくても「認知症」の診断を受けなければならなくなった。認知症が医療の対象となったことでケアの質の向上が図られた一方で，皮肉なことに医療費は増大する結果となった。2010 年に入って認知症の医療化が停滞し，失速したことを齋藤は「認知症の脱医療化」と指摘している（齋藤，2022）。

2004 年の「痴呆」から「認知症」への名称変更は，他の疾患における取り組みと同じく，臨床現場におけるスティグマの軽減や医療への敷居を下げる効果はあったと思われる。しかしながら，高齢化の急速な進行により，認知症の患者数が 2025 年に 700 万人まで増加するという試算が出るに至り，認知症対策ではなく，超高齢社会対策が必要であると認識されるようになった。つまり医療化から脱医療化のプロセスを経つつあるということになる。齋藤は「90 歳以上の人口 200 万人のうち 100 万人が認知症の判断基準を満たすとして，これを病気というのか，老化というのかは難しい問題である」と指摘している。

III　医療の展開に伴う「病気（疾患）や障害」の意味の変容

次に医療の変化に伴い，疾患の持つ意味が変容してきた例を挙げたい。「がん」といえば，かつては「不治の病」の代表格であり，がんに罹患したということは，自分の人生をどのように終えるかを考えることでもあった。今でも深刻な病気であることに変わりはないものの，国立がん研究センターのがん情報サービスの統計によれば，2019 年のデータに基づく生涯全がん罹患リスクは男性で 65.5%，女性で 51.2% となっている。まさに「2 人に 1 人」はがんを経験するということになる。中でも乳がんと前立腺がんの生涯罹患リスクは 11%，9 人に 1 人と高い。自分が罹患せずとも身近な人ががんを経験するということは，それほど稀なことではなくなった。そして，生存率だけでなく，罹患後の生活の質が重視されるようになり，就労や妊娠・出産に関する支援なども充実してきた。

このほか，近年増えてきたものに不妊治療がある。日本で不妊の検査や不妊の治療を受けたことのある夫婦は 18% で，生殖補助医療により誕生した児は年々増え続け，2019 年には日本の全出生児の 7% を占めている（14 人に 1 人）。小学校の 1 クラスに 2 人以上いると考えると，結構な割合である。2022 年 4 月より体外受精などの基本治療が全て保険適用となり，経済的な負担も軽減した。また次世代育成支援対策推進法の改正により，不妊治療と仕事の両立がしやすい環境整備をしている企業が評価されて，厚生労働省により認定されるようになった。これは当事者が情報開示するかどうかとは別の次元で，職場としては積極的に支援を行うということを当たり前にしようという動きである。不妊治療というのがひっそりと行われる特別なものではなく，周囲の支援も得ながら一般的に行われるものに変わりつつあることがわかる。

こうした数の上での違いは，少数派として辺縁に位置したものを中心方向に押し戻す力となる。企業の中でも働き方改革の掛け声だけでなく，前世紀の「24 時間働く」モデルから，共働きや子育て，介護負担などを経験した人が勤務を続けることで，柔軟な働き方が許容される風土が醸成され

ることが期待される。保育園の急なお迎えひとつをとっても，経験者が多いほど，それを当然の前提として共有する空気が生まれる。病気に限らず，さまざまな事態を経験した人々が企業のレジリエンスを高めると言えよう。

Ⅳ　ナラティヴのまなざしがエビデンスに基づく実践に与える影響

　ナラティヴと対極に位置するものとして，エビデンス（科学的根拠）が挙げられる。ナラティヴは少数派の中にある価値を見出すことに対して，エビデンスは多数派の動向を示す。一見真逆に見えるこの２つの考えは，二項対立ではなく相補的な関係にある。この項では，医学モデルを追求する活動の中で生まれている，当事者の主体性を尊重する動きについて述べる。一つは診療ガイドライン作成における患者市民参画，もう一つは医学研究における共同創造の動きについてである。

　医療現場においては，エビデンスに基づいた治療を医療者が提案し，患者の好みや希望に基づいていくつかの選択肢を挙げながら，双方向の話し合いで治療の方向性が決まる共同意思決定（Shared Decision Making; SDM）のプロセスが重要視されるようになってきた（Charles et al., 1997; Elwyn et al., 2012）。医療者が診療方針について説明して患者がそれを理解した上で同意する（つまり責任を引き受ける）インフォームド・コンセントとは異なり，SDM の責任は両者が負う。

　診療ガイドラインは，SDM を支援するために，系統的（網羅的）に調べたエビデンスをもとに最適と考えられる推奨を示す文書，つまり，エビデンスの権化のようなものである。推奨には「何をするとよいか」だけでなく，「何をしない方がよいか」ということが含まれる。また，ガイドラインが実際の診療場面で活用できるものとなるように，作成段階での患者や市民の参加が推進されている。こうした診療ガイドラインへの患者市民参画（patient and public involvement; PPI）の動きは 1990 年代に始まったものであるが，現在はガイドラインの品質基準においても重視されている。

　なお，SDM を行うためには，患者は自分の希望や好みを認識して伝える必要があるわけだが，その際に用いられるのが意思決定支援ツール（ディシジョン・エイド）である（Stacey et al., 2017）。ディシジョン・エイドには，患者の価値観を明らかにして，想定される選択肢とそれに付随するメリットとデメリットをわかりやすく情報提供することが求められる。例えば，ガイドラインを SDM に活用するとしても，専門家向けの文書をそのまま診療場面で用いることは現実的ではないことから，最近は患者むけガイドラインが一緒に作られることが多くなった。これもディシジョン・エイドの一つということになる。

　こうした流れを受けて，2022 年に発表された『統合失調症薬物治療ガイドライン 2022』（日本神経精神薬理学会・日本臨床精神神経薬理学会，2022）の作成においては，複数の患者団体の代表者らが作成委員として参加した。患者委員は他の委員と同様，まずはガイドラインの臨床疑問をどのように設定するのか，という段階から関わった。臨床疑問とは，例えば「急性期の統合失調症に抗精神病薬治療は有用か？」など，重要な課題を疑問形で取り上げるものである。作成委員会で決定した臨床疑問をもとにエビデンスが集められる。続いて，ガイドライン作成のために収集されたエビデンスに示されている内容のうちどの結果を重視するのか，推奨内容は居住地域や経済的な状況に関わらず利用可能なものであるのか，出来上がった推奨文が正しく理解されるような記載となっているか，などが検討される。『統合失調症薬物治療ガイドライン 2022』では，患者委員は利益相反の表明を含めこの全プロセスに関与し，個人としてではなく，患者を代表する意見を述べた。つまり，作成段階における共同意思決定がなされたということになる。

　その結果，副作用に関する臨床疑問は大幅に増えて新しい章が作成され，妊娠出産に関する臨床疑問も新しく設定された。また，薬物治療の効果を示す結果（アウトカム）においても，症状の軽減だけでなく患者の QOL を重要視するよう提案

がなされた。実際のところ，患者委員が必要だと考えた臨床疑問には，エビデンスレベルの高い研究は多くない。治療薬の開発においては，精神症状の改善をもって効果判定がなされることがほとんどであり，新薬開発というミッションの性質上，観察期間もそれほど長くはない。例えば，実薬と有効成分の入っていないプラセボのランダム化比較試験のエビデンスレベルは高いと評価されるわけだが，その枠組みの中で，患者が期待する長期的なQOLの改善などを示すことは容易ではない。また，副作用に関する大規模な情報は，製薬会社による各薬剤の市販後調査のデータが公開されている程度である。こうして眺めてみると，ガイドラインへの患者市民参画により，今後の研究に対する推奨も示されたと言える。

　研究における患者市民参画に関しては，英国の医学雑誌British Medical Journalが研究における共同創造（Co-production）の方向性を明確に打ち出して推進している（BMJ, 2021）。ここでは，研究計画の立案，結果を測定する方法，研究対象者の設定などにおいてどのように患者や市民が関わったかを明確にすることが求められ，研究誌において，専門家の査読者と同様に患者や市民による査読が行われることなどが示されている。ガイドラインにおける動きと重なっていることがお分かりいただけるのではないかと思う。

Ⅴ　おわりに

　ナラティヴのまなざしが医療実践の文化にもたらすものについて，疾患の医療化・脱医療化を通じてもたらされるその意味の変容と，患者市民参画の動きに伴う医療実践の変化について述べてきた。最後にガイドライン作成に携わった患者委員の言葉を紹介する。

　今回の『統合失調症薬物治療ガイドライン2022』に妊娠・出産が取り上げられたことは画期的なことです。今まで統合失調症を患った人は妊娠・出産をあきらめないといけないのではないかという空気の中で生活してきました。でも，ガイ

ドラインに妊娠・出産という項目があるということ自体が，患者がそれを選択できるということを示し，勇気づけてくれます。

謝辞：稿を終えるにあたり，今回の論考を作成する上で貴重な示唆をいただいた横浜ピアスタッフ協会の鈴木みずめさんに感謝の意を表します。

文　献

American Psychiatric Associstion (APA)（2013）*DSM-5 Diagnostic and Statistical Manual of Mental Health Disorders, 5th Edition.* Arlington, VA: American Psychiatric Publishing.

British Medical Journal (BMJ)（2021）Patient and Public Partnership. Retrieved from https://www.bmj.com/campaign/patient-partnership

Charles, C., Gafni, A., & Whelan, T.（1997）Shared decision-making in the medical encounter: What does it mean? (or it takes at least two to tango). *Soc Sci Med*, 24(5); 81-692.

Elwyn, G., Frosch, D., Thomson, R. et al.（2012）Shared decision making: A model for clinical practice. *J Gen Intern Med*, 27(10): 1361-1367.

Houtrow, A. J., Larson, K., Olson, L. M. et al.（2014）Changing trends of childhood disability, 2001-2011. *Pediatrics*, 134(3); 530-538.

熊谷晋一郎（2017）自閉スペクトラム症の社会モデル的な支援に向けた情報保障のデザイン：当事者研究の視点から．保健医療科学，66(5); 532-544.

松永千秋（2022）ICD-11で新設された「性の健康に関連する状態群」―性機能不全・性疼痛における「非器質性・器質性」二元論の克服と多様な性の社会的包摂にむけて．精神神経学雑誌，124; 134-143.

日本神経精神薬理学会・日本臨床精神神経薬理学会（2022）統合失調症薬物治療ガイドライン2022. Retrieved from https://www.jsnp-org.jp/csrinfo/img/togo_guideline2022.pdf

大熊輝雄（2013）現代臨床精神医学　改訂第12版．金原出版.

齋藤正彦（2022）私見　認知症治療・ケアの過去，現在，未来．認知神経科学，23(3・4); 7-93.

Stacey, D., Légaré, F., Lewis, K. et al.（2017）Decision aids for people facing health treatment or screening decisions. *Cochrane Database Syst Rev*, 4(4). D001431.

World Health Organization (WHO)（2018）ICD-11 for Mortality and Morbidity Statistics. Retrieved from https://icd.whoint/browse11/l-m/en

Yatsenko, N. & Turek, J.（2018）Reproductive genetics and the aging male. *J Assist Reprod Genet*, 5(6);.33-941.

Zeidan, J., Fombonne, E., Scorah, J. et al.（2022）Global prevalence of autism: A systematic review update. *Autism Res*, 15(5); 778-790.

ナラティヴ・セラピーがもたらすものとその眼差し：§1　ナラティヴ・セラピーとセラピー文化

ナラティヴ・セラピーが社会福祉実践の文化にもたらすもの

安達映子 *
* 立正大学社会福祉学部

Ⅰ　文脈に挑むナラティヴ・セラピー

1．ある大学生との会話

　就職活動の本格化を前に不安な気持ちを強める大学3年の男子学生がいた。自分には愛情をもって育てられた経験が欠けている，それが人とうまくやれず，何事にも自信をもてない原因ではないかとその学生は考えている。あるとき彼が語ったのは，小学校高学年の運動会で，弁当を作ってもらえなかったエピソードだ。母親は離婚し，夜間におよぶ複数の仕事をしながら彼を育てていた。

　「朝起きると，お昼代と書いた紙の上に500円が置いてあるんです。もちろん運動会にも来ないし」。伏し目がちに，肩をやや落とし，手は強く握りしめられている。わかりやすく言えば，寂しげな表情だ。

　この彼のことばに，あなたならどう応答していくだろうか？

　「それはちょっと寂しいね，大変だったね」と気持ちを汲むところからはじめる人は多いだろうし，コンビニ弁当を自分で調達し運動会に参加した彼の対処能力を確認し，労うこともあるだろう。少なくともお金を置くことは忘れなかった母親の行動に注目することもできるし，「母親らしく」ケアされた「例外」を探すことも可能だ。親子の生活の中には，それも必ずあったはずだから。

　出来事をたどった後で彼とわたしが話したのは，「そこには，二人のどんな関係性や生き方のスタイルがあらわれているだろう」「その（500円を置くという）行動には，お母さんの人柄や価値観がどうかかわっているだろうか」「自分の人生につないでいきたいと思うのは，そのなかのどんな部分だろうか」といったことだった。語られたのは，親子間の相互信頼と協力，「意志の人，選択の人」である母親と，それを誇りに思ってきた息子の歴史だった。「寂しさ」のもとにあるのは，置かれた500円やコンビニ弁当そのものではなく——なぜなら彼はコンビニで好きなものを「選択して」買うのはイヤではなかったから——，運動会の日に向けられるクラスメイトや特にその親たちからの同情的でありつつ非難めいた眼差しだったかもしれないと，探求は進んだ。

　協調し溶け込む以上に「選択の人であることを選択する」のが彼自身の望みでもあること，けれども，そうした人間に必ずしも温かくはない社会という文脈にも話は及んだ。500円を置いたのは母親自身の選択だが，その選択を余儀なくする文脈——単親で養育する家族にサポートが手薄い日本の環境——があること，それは放置せず「チャレンジすべき山」だと彼は考えるようになっていった。「子どもの貧困」をテーマに奥行きのあるレポートを仕上げ，周囲の学生よりだいぶ遅い4年生の冬に，その学生は社会福祉協議会への就職を

決めた。

２．オルタナティヴ・ストーリーから従属的ストーリーへ

「それまでとは異なる語り方の協働的探求」——ナラティヴ・セラピーを簡潔に表現しようとするとき，採用したくなる一つの言い方だ。問題を問題として成り立たせてしまうドミナントなストーリーとは違った物語をいかに語っていけるか，その語り直し，再著述の作業に同伴することは，ナラティヴ・セラピストの仕事である。ナラティヴ・セラピー創始者の一人であるホワイトは，問題のしみ込んだストーリーとは異なるその語りを，当初「オルタナティヴ・ストーリー（alternative story）」と呼んだ。オルタナティヴという言い方からは，間違った／ネガティヴなストーリーを正しい／ポジティヴなストーリーに語り直すことが再著述なのではない，という意図を受け取るべきだろう。ドミナントなものとは別な何か，という開放系へのニュアンスこそ，オルタナティヴということばの魅力だと思う。

小森（2021）が丁寧に解説しているように，その後ホワイトはドミナント・ストーリーに対比すべきものを「好みのストーリー（preferred story）」と言い換えていく。可能性を想起させるオルタナティヴという拡がりから，人々がよりフィットするものを選ぶということへの，力点の移動が感じられる。この時期にスポットライトが当たるのは，その人自身にとって好ましいストーリーを，「リ・メンバリング」などによって分厚くしていく作業でもあった。

そして，その後に採用されていったのが「従属的ストーリー（subjugated/subordinate story）」である。なぜオルタナティヴに変えてこの表現を使うかを生前最後のワークショップで参加者から問われたホワイトは，「従属的ストーリーは偶然，従属的になったものではなく，近代的権力操作の結果だからだと説明し，『規格化する判断』について話した」（小森，2009, p.245）という。また，これを主軸に展開される論考のなかでも，「従属的ス

トーリーライン」という表現をめぐって，次のような原註が付されている。

「この記述が適切だと思われるのは，治療的会話の冒頭で，このストーリーラインが相対的に目に見えないことが偶然ではないからである。ストーリーラインは，脱資格化，名誉毀損，嘲笑，および周辺化の政治学の文脈において従属化されているのだ」（White, 2005/2018, p.185）

何をどう再著述していくかにかかわるこの表現の推移は，単なる変遷であるというより，ナラティヴ・セラピーの輪郭がより鮮明になるプロセスだったという気がしている。第一著作『物語としての家族』（White & Epston, 1990/2018）でフーコーへの傾倒を明確にしていたナラティヴ・セラピーは，語りとそれにおいて社会的に構築される現実に作用する「力」の問題を，そもそも重視していた。「従属的ストーリー」という言い方は，社会のなかで力をもちドミナントであるストーリー，いいかえれば言説の，背景に沈み，それを生きることから遠ざけられてしまうようなストーリーこそを掘り起こし，復興していくのだという志向が明瞭だ。それは，新たな到達点というより，彼らが立脚してきたものの再表明に思える。

冒頭にあげた大学生との会話のなかで，「自信がなく，不安である」という問題と，「それは親子関係で与えられるべきケアや愛情が不足していたから生じた」というドミナント・ストーリーに対して，たどりうるオルタナティヴなストーリーラインは，おそらくいくつもあるだろう。過去から現在に至るストレングスと対処行動を拾いながら，彼自身の有能さと自信をめぐるストーリーを紡ぎ直すことも，母親によって「愛情深くケアされた」風景をユニークアウトカムとして探索することも，可能であり有効だからだ。

だが，「従属的ストーリー」ということばがナラティヴ・セラピーのスピリッツ回帰なら，そこにとどまる再著述は，ナラティヴ・セラピー未満に思える。

自信のなさや不安を離れ，有能さを根拠に自信

を得る自分を語ること，愛情とケアを欠くと見えた母親の，そうではない面を描くことは，ネガをポジに切り替えて同じ表面を見ることとして違いがない。そのオルタナティヴ・ストーリーを再著述する協働作業は，「有能さと自信に溢れる個人にこそ価値がある」「愛情深くケアしてこそよい母親」という社会的にドミナントなものから逸れるどころか，むしろ加担してしまう。けれども，ナラティヴ・セラピーとは，そうしたネガ・ポジを仕分ける「規格化する判断」そのもの，その表面をとりまく文脈，すなわち既存の社会のあり方と言説を問い，揺らすオルタナティヴまでを見据えようとする。従属化する文脈に挑むことにこそ，ナラティヴ・セラピーの他の「心理療法」との決定的な違い――意義――はある。

II　ナラティヴ・セラピーがもたらすもの

1．ソーシャルワークとナラティヴ・セラピー

　個々の人々とのやりとりのなかにあっても，ナラティヴ・セラピーが社会という力の作用と切り離せない文脈を意識し，時にそれと対抗する実践であることは，ホワイトとエプストンが著作において繰り返し言及してきたことだった（安達，2022）。

　最初の舞台がたまたま家族療法になったのは，家族やシステムへの限定的な興味からではなく，文脈への関心があったからだとホワイトは言う。「人間の問題をより広い生活の文脈のなかで，例えば家族のなかで，社会のさまざまな諸機関の中で，ローカルな文化の権力関係のなかで，さらには人生の慣れ親しんだ語り方や考え方で理解すること」（White, 1999/2021, p.131）が，彼にとってはつねに重要だった。

　問題の外在化は技術的な操作や方法の一つではないと論じるところでエプストンも，「多くの文化的処方箋によって，私たちは，情緒ないし行動上の問題を自身の内側にあると考え，自分を責めたり，こうした問題があることに罪を感じたり恥じたり，さらには，自分自身に逆らって行動する以外に問題に対抗する手立てはないなどと経験するよ

う導かれている。このように考えると，問題の外在化は，いくぶん革命的，対抗文化的，ないし対抗圧制行為のように見る事すらできる」（Epston, 1998/2004, p.305）と明言する。

　一方でソーシャルワークもまた，人をとりまく文脈を「環境」として広く見据えながら，社会に切り込むことを役割として人間の福祉に寄与しようとする営みである。

　　ソーシャルワークは，社会変革と社会開発，社会的結束，および人々のエンパワメントと解放を促進する，実践に基づいた専門職であり学問である。
　　社会正義，人権，集団的責任，および多様性尊重の諸原理は，ソーシャルワークの中核をなす。
　　ソーシャルワークの理論，社会科学，人文学，および地域・民族固有の知を基盤として，ソーシャルワークは，生活課題に取り組みウェルビーイングを高めるよう，人々やさまざまな構造に働きかける。
　　この定義は，各国および世界の各地域で展開してもよい。[注1]

　2014年IFSW（国際ソーシャルワーカー連盟）およびIASSW（国際ソーシャルワーク学校連盟）のメルボルン総会において採択されたこの新しいグローバル定義は，旧定義に比べてソーシャルワークがマクロな社会への働きかけであることをより強調したものになっている。本文後に続く概念解説ならびにソーシャルワーク専門職の中核となる任務・原則・知・実践についての注釈も含めて読み解くとき，社会正義と人権に加え，集団的責任と多様性の尊重を中核原理として本文に明示したこと，基盤とすべき知に「地域・民族固有の知」を含め，グローバル定義でありながらもリージョナルな展開を後押ししていることが特徴的だ。「地域・民族固有の」と訳されている語はindigenousであり，「先住民の」という意味がもちろん重ねられている。

注1）国際ソーシャルワーカー連盟ウエブサイト参照：
　　https://www.ifsw.org/

この定義からは，西洋近代的な自立した個人とはことなる互恵的な協働性（集団的責任）にも視野を拡げながら，多様性を積極的に支持・擁護する姿勢，植民地主義への反省と西洋覇権的な知のあり方を含めクリティカルに捉え直し，是正しようという意図が伝わってくるだろう。

そう確認した上でソーシャルワークとナラティヴ・セラピーを眺めるとき，両者が人間の問題を社会という文脈において見取る文化をすでに共有していることはあまりに自明である。それは不思議なことではない。ナラティヴ・セラピーを構想し実践していったホワイトとエプストン，彼らは先住民族のいる地で人々に向き合う仕事をはじめたソーシャルワーカーだった。社会的にその声を奪われたり弱められたりしてきた人々との葛藤に満ちた地道な仕事は，ナラティヴ・セラピーの土壌なのだ。

物語の書き換えという言い回しやそのための外在化の技法に関心が傾きがちで，ソーシャルワークという領域でナラティヴ・アプローチがまだまだ正当に扱われていないのは日本に限ったことではないという（Beres, 2014）。とはいえ，問題あるいは問題を含むストーリーが社会的に構築されていること，ゆえに社会的にドミナントなストーリーの影響を免れないことをミクロからマクロの広がりにおいて見定めるナラティヴ・セラピーは，「環境の中の人（person in environment）」を対象とし，人と環境の交互作用を常に焦点化するソーシャルワークと自ずと共鳴する。社会という文脈を眺め直し，問い，それに挑んでいくような眼差し——両者は，共にそれを足元にしていることへの想起と省察を深めてよいのかもしれない。

ナラティヴ・セラピーは，面接技術をソーシャルワークに提供するだけでなく，グループからコミュニティまでを広く射程に収めつつ，ソーシャルワーカーの倫理と取り組みを根底から支える理論と実践の系として役立つ。そう明言できるのは，ソーシャルワークが理念にかかげる人権，社会正義や集団的責任，多様性の尊重を実現しようとするとき，必然的に求められる支援者側の脱中心化やパートナーシップ，透明性の担保，アカウンタビリティについて常に強調してきたのがナラティヴ・セラピーだからである。ソーシャルワークが目指すべき方向性や倫理を，理念に留めず具体化する上で，ナラティヴ・セラピーは実践レベルの方法論やスタイルをさまざまに提供してくれるものでもある。文書化（White & Epston, 1990/2017）や定義的祝祭（White, 2007/2009），リーグや共同研究のような関心コミュニティ（Epston, 1998/2004; Morgan, 2000/2003）といったナラティヴのアイデアをそのようなものとして咀嚼し展開することは，人々，グループ，コミュニティに多元的にアクセスすべきソーシャルワーク実践においてこそ，魅力的なチャレンジになりうるだろう。

2．ソーシャルアクションのオルタナティヴへ

ナラティヴ・セラピーが 2020 年代の今何を目指し，どのような実践を展開しているか，その拡がりは拠点であるダルウィッチセンターのウエブサイトを開けば一目瞭然である。そこに共同プロジェクト（collective project）として紹介されているのは，さまざまに工夫されたグループ・ワーク，コミュニティ・オーガニゼーション，社会開発であるとともに，人権，社会正義，集団的責任や多様性尊重が強く意識された活動ばかりである。国際的な人権擁護にかかわる問題でいえば，戦争や迫害から逃れた避難民支援（とそれに私たちがどう向き合うか）やパレスチナにおける拷問被害とトラウマにかかわる機関との協働，ルワンダなどでのジェノサイドへの対応などが取り組まれている。拘置所で起きる人権侵害と不公正，拘禁中の性暴力の問題への対応など特化したプロジェクトがある一方，差別や嫌がらせを目にしたときにどう対応できるかを探求する「傍観者プロジェクト」や特権や支配に対処することを継続的に考えていく取り組み，「他人の性別を間違えないようにする方法」といった，多様性尊重と集団的責任を問い，学び，行動につなげようとする試みも多い。スポーツのメタファーを使用して子どもたちがト

ラウマ的な経験に対処する「チーム・オブ・ライフ」や男性性について語るグループなどのプログラムも多く，そこではアボリジニの知識と経験がしばしば参照され，接続されているのも特徴的である。

センターの中心人物の一人であるデンボロウが継続している活動「人生の木（tree of life）」もまた，一人ひとりの語りの豊かさに着目するナラティヴ・セラピーらしさと同時に，語りが互いに響き合うことによってナラティヴ・コミュニティの形成に寄与しつつ，集団的福祉に還元されるような取り組みとして注目される（Denborough, 2014/2016；安達，2017）。

グローバル定義の冒頭に「社会変革，社会開発，社会的結束」と連記されるように，ソーシャルワークもまた，社会運動／ソーシャルアクションへの再意識化を促されている。1998 年に行われたインタビューで，ナラティヴ・セラピーがある種の社会運動だと語られることについてどう思うかと問われたホワイトは，そのような説明はむしろ社会運動の勇気や貢献，成果を矮小化し過小評価することになると懸念しつつ，次のように語っている。

「私の理解では，社会運動とは，広範囲にわたり，問題に焦点を当て，さまざまな政治的基盤からより広く社会正義の問題に取り組むものです。その意味で，私が理解するナラティヴ・セラピーには社会運動や解放思想としての主張を可能にするようなものはないと思います。
同様に，解放思想は主に弾圧と抑圧の力に焦点を当てます。そしてリベラルヒューマニズムとのつながりの結果として，これらの運動はそのような力がなければありえた世界についての強烈なビジョンや物語に立脚しています。これはナラティヴ・セラピーが示す課題とは対照的です。ナラティヴ・セラピーは，何が起こっているのか，物事はどのように以前とは別なものへと変わるのか，あるいは物事が以前とは別の者に変わる可能性はあるのかに関するローカルな探求です」（White, 1998/2021, p.161）

だが別のインタビューでは，「社会正義プロジェクト」について言及したとみえるワークショップ後に今後の活動を問われて，次のようなことばを残してもいる。

「ええ，そのうちいくつかはしばしば社会正義プロジェクトと公式に呼ばれることに関連しています。しかしそこに断絶はありません。私がずっと拒否してきた区別は，片方に一般に臨床実践と呼ばれるものがあって，もう片方にコミュニティ開発と社会運動があるというものです。これは，私にはしっくりくる区別ではありません。その区別は，セラピストがセラピーの文脈をあたかもその文化の関係性政治学から抜粋できるかのように扱うことを可能にし，セラピーの相互作用が文化世界における行為であることを無視できるようにするものです」（White, 1996/2021, p.221）

これらのことばは，そこから 20 年以上が経過し，ソーシャルアクションを描き直すことが求められているわたしたちにとって，示唆的である。

ナラティヴ・セラピーが，一つの価値や目的を称揚し，人々をそれに向けて動員しながら何らかの具体的な政策課題を達成しようという意味でのソーシャルアクションとは異なる「ローカルな探求」であるのは，ホワイトがかつて語った通りだろう。けれども，人権や社会正義が多様性尊重やそのための集団的責任を引き受けることとセットでしか考えようのない現在においては，人々や家族とかかわる活動と，コミュニティや社会へのアプローチを別なものとして区別しえないというホワイトの後者のことばが強く届く。わたしたちは，マクロな取り組みにおいてこそ含まれる多様性への十全な配慮と実行，他方，一つひとつのミクロな臨床実践にあっても，つねに大きな「文化の関係性政治学」を扱っている自覚，その双方を求められる世界に生きている。

例えば多様性尊重がただのスローガンであるとき，それはむしろ互いに無関心な併存や現状維持に終わってしまうリスクを孕む（岩渕，2021）。ナラティヴ・セラピーがソーシャルワークに再認識を迫るのは，そのミクロからマクロまでを貫く政

治性への認識だった。それを基点としたソーシャル・アクティヴなマインドの再興と同時に，ナラティヴ・セラピーがソーシャルワークにもたらせるのは，一人ひとりの人生から国際的な課題までを貫いて，粘り強く会話を続けるための姿勢と具体的な方法でもある[注2]。そして，この総体こそが実はソーシャルアクションなのだという更新，ソーシャルアクショという概念のオルタナティヴを描くこともまた，自ずとそこには展望されるように思う。

文　献

安達映子（2017）認知症高齢者・家族支援におけるナラティヴ・プラクティス─「人生の木」を活用した当事者・家族参画と多職種連携の推進．立正大学社会福祉研究所年報，19; 191-198.

安達映子（2022）ナラティヴ・セラピーは文脈とどうかかわるのか．臨床心理学，22(4); 485-488.

Beres, L.（2014）*The Narrative Practitioner*. Palgrave Macmillan.

Denborough, D.（2014）*Retelling the Stories of Our Lives: Everyday Narrative Therapy to Draw Inspiration and Transform Experience*. W. W. Norton & Company.（小森康永・奥野光訳（2016）ふだん使いのナラティヴ・セラピー．北大路書房.）

Epston, D.（1998）*"Catching up" with David Epston: A Collection of Narrative Practice-based Papers Published Between 1991-1996*. Dulwich Center Publications.（小森康永監訳（2004）ナラティヴ・セラピーの冒険．創元社.）

岩渕功一（編著）（2021）多様性との対話：ダイバーシティ推進が見えなくするもの．青弓社.

小森康永（2009）マイケル，雲を抜ける─訳者あとがきに代えて．In：小森康永・奥野光訳（2009）ナラティヴ実践地図．金剛出版，p.245.

Morgan, A.（2000）*What is Narrative Therapy?: An Easy-to-read Introduction*. Dulwich Center Publications.（小森康永・上田牧子訳（2003）ナラティヴ・セラピーって何？　金剛出版.）

White, M.（1996）On ethics and the spiritualities of the surface. In: White, M.（2000）*Reflections on Narrative Practice: Essays and Interviews*. Dulwich Center Publications.（小森康永・奥野光訳（2021）倫理と表層スピリチュアリティ．In：リフレクションズ．金剛出版，pp.183-225.）

White, M.（1998）Direction and discovery: A conversation about power and politics in Narrative Therapy. In: White, M.（2000）*Reflections on Narrative Practice: Essays and Interviews*. Dulwich Center Publications.（小森康永・奥野光訳（2021）指示と発見：ナラティヴ・セラピーにおける権力と政治についての会話．In：リフレクションズ．金剛出版，pp.139-165.）

White, M.（1999）Diversity and Narrative Therapy. In: White, M.（2000）*Reflections on Narrative Practice: Essays and Interviews*. Dulwich Center Publications.（小森康永・奥野光訳（2021）多様性とナラティヴ・セラピー．In：リフレクションズ．金剛出版，pp.129-138.）

White, M.（2005）Children, trauma and subordinate storyline development. In: White, M.（2017）*Narrative Therapy Classics*. Dulwich Center Publications.（小森康永訳（2018）子ども，トラウマ，そして従属的ストーリーライン．In：ナラティヴ・セラピー・クラシックス．金剛出版，pp.158-188.）

White, M.（2007）*Maps of Narrative Practice*. W. W. Norton.（小森康永・奥野光訳（2009）ナラティヴ実践地図．金剛出版.）

White, M. & Epston, D.（1990）*Narrative Means to Therapeutic Ends*. Dulwich Center Publications.（小森康永訳（2017）物語としての家族［新訳版］．金剛出版.）

注2）そこに寄与する議論と実践の一つとして，ナラティヴ・メディエーションを挙げておくことも可能だろう．参照：Winslade, J. Monk, G.（2000）Mediation: A New Approach to Conflict Resolution. John Wiley & Sons.（国重浩一・バーナード紫訳（2010）ナラティヴ・メディエーション：調停・仲裁・対立解決への新しいアプローチ．北大路書房.）

ベイトソンとナラティヴ・セラピー

若島孔文 *
* 東北大学大学院教育学研究科

グレゴリー・ベイトソン Gregory Bateson。1956年に，ドン・ジャクソ Jackson, D. D., ジェイ・ヘイリー Haley, J., ジョン・ウィークランド Weakland, J. H. らとともに，二重拘束（double bind）という概念を提示し，世間に広く知られているが，それはほんの僅かな貢献に過ぎない。

ベイトソンはその広く卓越した知識を有する知的巨人である。ベイトソンの幅広い論考から「ナラティヴ・セラピー」を読み解いていくことがここでの目的である。

家族療法の発展の中で，ベイトソン理論を理解することや，ベイトソン理論に接近することで，その理論やモデル，方法の正当性を示していくというベイトソン崇拝とも言える伝統が家族療法の世界にはある。ベイトソンの優れた知的遺産は魅力にあふれるものである。

幅広いベイトソン理論のどこから「ナラティヴ・セラピー」を読み解いていけばよいのか，筆者にはそれを絞り込むことがたいへん難しく，やや恣意的な選択になっているかもしれないことを先に断っておきたい。

I　自己組織化

コミュニケーション・システムにおいて，AからのBに対するメッセージは，Bを刺激するがその反応は自己組織化するシステムであるB自身が決定していく。したがって，例えば，子どもの問題行動について来談する母親に，セラピストが子どもに対してA行動をするように介入課題を提示

するとき，セラピスト→母親→子どもという図式の中で，Aをただただ運ぶというようには考えない（参考として，Bateson, G., 1972, pp.532-548）。行動療法であればそのように考えるが，である。

セラピストのA行動をするように提示された母親がその自己組織性に基づいて，A行動を含む何らかの反応を子どもに対して示し，そのメッセージが子どもに到達し，子どもの自己組織性をもって子どもは反応をする，と考えるのである。人を生きたシステムとして理解するとき，介入課題についての理解は異なるものとなるであろう。そして，この自己組織化するシステムは，意味の体系においても自己組織化する。そこに物語が関連している。以下は White, M. と Epston, D.（1990）［小森康永訳（2017）］より。

「物語の構造化には，私たちや他者が私たちに抱いているドミナント・ストーリーにそぐわない出来事を私たちの経験から排除する選択過程が含まれている。つまり，必然的にいくら時間がたってもストーリーだてられず，決して『語られたり』表現されない生きられた経験の在庫が多く残るわけである。それらは，組織化されず，無形のまま留まる」（pp.16-17）

II　ドミナント・ストーリー

ドミナント・ストーリーとは，その人を支配している優勢な物語を意味している。このドミナント・ストーリーは個人の意味という次元における自己組織性のあり方を決定している。ドミナント・

ストーリーは意味という次元におけるシステムであるので，基本的に安定している。つまり，外側からの刺激や環境の変化がありながらも，維持されていく。10年前の私が今の私と同じ私であると私たちがその同一性を維持しているのと同じことである。ホワイトは，ベイトソンの地図に関するメタファーが時間軸を有していないことに比べて，物語は時間軸を有しているメタファーであると，その優位性を述べている（White, M. & Epston, D., 1990）が，ベイトソンはシステム論者であるので，上述したような，同じこと，パターンを強調している。違いを見ることよりも，同じこと，パターンを見ることを示したのがベイトソンの貢献である。ナラティヴ・セラピーもその提唱者の意図に反して，その同型性やパターンをドミナント・ストーリーという概念で説明している。

また，一方で，White, M. & Epston, D.（1990）［小森康永訳（2017）］はベイトソンから時間軸の有効性のヒントを得たとしている。

　「ベイトソンの著作によって，治療において一般的にほとんど無視された次元である。時間の次元の重要性に，私は注意を向けられた。彼が，全ての情報は必然的に『差異の知らせ（news of difference)』であるとか，生きたシステムにおけるすべての新しい反応のトリガーとなるのは差異の知覚だと主張するとき，時間を通じての出来事のマッピングが差異の知覚，変化の探知にとっていかに本質的であるかが提示されたのである」(p.4.)

ベイトソンは時間軸を決して無視しているわけではない。学習という観点や，差異が差異を生む分裂生成をいち早く論じていることからそのことは理解されるであろう。システムは，差異が差異を生むという方法で変容をもたらす。

III ナラティヴとは

ナラティヴ（物語り：物語と語り）というのは単なる体験の記述ではない。体験というものを結びつけた意味の体系である。私たちは過去から現在を意味づける際，過去を原因としてその後で生じたことを結果として意味づける傾向にある。そしてその方法はある程度間違いではなく，私たちの生存確率を高めている。

私たちが何かを学習することもまた，この方法と関連している。後の出来事を時系列的に前の出来事と関連させていくという意味で，学習はこの方法と関連しているということができる。しかしながら，そのような方法によって作り上げられていく意味の体系は，「現時点」と「今ここで他者に語る」という行為と関連している。「現時点」「今ここ」から過去の体験を結び付けた意味の体系である。私たちが体験してきた時系列そのものではない影響関係の逆転（奥田，2003）により，体験が結び付けられた意味の体系である。このように考えると，ナラティヴにおける時間軸とは何かという複雑な問題に行きついてしまう。

IV 記述と説明

ベイトソンは次のように述べている（参考として，若島・生田，2008）。

　「説明は，記述の中ですでに埋め込まれている情報以上のものを新しく与えることができない。それどころか，記述の中にあった情報のうちかなりの量が捨象され，実際には本来説明すべきことのほんの一部しか説明されないのが普通なのだ。にもかかわらず説明の重要性は疑うべくもないし，どう考えてみても記述の中に含まれる以上のことを，われわれに理解させてくれるとしか思えない」(Bateson, G., 1979, p.110)

おそらく，ベイトソン理論の中で，ナラティヴ・セラピーを最も説明している部分の一つがこの「記述と説明」に関してベイトソンが論じているところである。

　記述は，実際にそこで生じた物事として理解できる。例えば音声や映像を機材で記録したものを逐語に落としたものは記述である。記述には膨大な情報量があるが，私たちの私的世界は記述とは

異なる形で形成されている。私たちの私的世界は，記述に見られる情報を取捨選択し，重みづけをしたり，関連づけられたりしたものによって構成される。記述された情報の断片ということになる。説明はその情報の断片を拾い上げ，つなぎ合わせて，行われる中で，実際にそこで生じた物事をよりよく理解することを手助けする。記述に対する説明こそが物語である。私という主体が客体である聞き手を前提として，説明は行われる。

ホワイトはベイトソンの遺産の中から「地図」の話を持ち出している（White, M. & Epston, D., 1990）が，この「記述と説明」を論じる部分こそがナラティヴ・セラピーにおけるドミナント・ストーリーを説明する上で，引用するに値する論考であると筆者は考える。ホワイトは，あまりにそのまま過ぎて引用するのに引け目を感じたのかもしれないと感じさせるほどである。

V　まとめ

システムというメタファーから物語というメタファーへと移行を示したのがナラティヴ・セラピーである。メタファーという言い方をしているが，パラダイム・シフトと言ってもよいであろう。パラダイムとはその視点とその視点に基づく用語法とここでは定義しておく。物語論へのパラダイム・シフトは，そこに生じていることを説明するために優れた道具となった。一方で，システム理論はそこに生じえるものを予測する上で有用な道具である。

記述から説明へ，そして，この説明は意味体系の自己組織性に従っているというのが，ベイトソン理論から読み解くナラティヴ・セラピーについての解説となる。ここで，小嶋ら（Kozima et al., 2009；小嶋, 2015, 2021）のロボットと自閉症の子どもの研究が頭に浮かんだ。小嶋の仮説は，記述と説明という概念において翻訳すると，自閉症の人々には，膨大な情報のある記述的世界を，絞り込まれた部分的情報の世界に変換することに機能的な障害があるのではないかと述べている。自閉症者の説明的世界，すなわち，ナラティヴはど

のようなものであるのか。小嶋の仮説に基づくと，ストーリーの形成が難しく，その世界を言葉にすることも容易ではないと推察される。

また，ドミナント・ストーリーという私的世界は容易に変わるものではない。私たちは私的世界を変えたくないからである。私的世界はある程度予測が見込まれた世界だからである。DVを受けていて現状が苦痛であっても，現在の私的世界は予測可能な世界であり，その関係を離れて生活する世界は私的世界からすると予測不可能な不安定な世界である。だから，現状変更に多くのためらいを持つのである。

以上のようなナラティヴの性質を考慮しながら，私たちはセラピーに取り組まなくてはならないであろう。

文　献

Bateson, G. (1972) *Steps to an Ecology of Mind.* New York; Brockman.（佐藤良明訳（2000）精神の生態学［改訂第2版］．新思索社.）

Bateson, G. (1979) *Mind and Nature.* New York; Brockman.（佐藤良明訳（2001）精神と自然―生きた世界の認識論［改訂版］．新思索社.）

小嶋秀樹（2015）「つながり」をアフォードする療育支援ロボット．心理学ワールド，70; 23-24.

小嶋秀樹（2021）ロボットを活用した自閉症研究・自閉症療育．医学のあゆみ，278; 943-947.

Kozima, H., Michalowski, M. P., & Nakagawa, C. (2009) Keepon: A playful robot for research, therapy, and entertainment. *International Journal of Social Robotics,* 1(1); 3-18.

奥田雄一郎（2003）物語りとしての時間―時間的展望研究に対する物語論的アプローチの可能性についての検討．中央大学大学院論究文学研究科篇，35(1); 1-16.

若島孔文・生田倫子編著（2008）ナラティブ・セラピーの登龍門．アルテ.

White, M. & Epston, D. (1990) *Narative Means to Therapeutic Ends.* New York; W. W. Norton.（小森康永訳（2017）物語としての家族［新訳版］．金剛出版.）

システム／ナラティヴを超えて

田中 究*

*関内カウンセリングオフィス

I はじめに

ガンズ・アンド・ローゼス「パラダイス・シティ」，山本譲二「みちのくひとり旅」，マイルス・デイヴィス「ウォーキン」。携帯型音楽プレイヤーがシャッフル機能を備えサブスクリプションが一般化してからというもの，ロックの次に演歌，その後にはジャズが流れるようになった。アルバムが有する物語は1曲ごとに切断され，聴くたびごとに新たなプレイリストが生成される，それが当たり前になった。切断と生成によって物語は何度も生まれ変わる。本件には後段でまた触れる。

ところで，今回私に与えられたテーマは，「システム論（オートポイエーシス）から見たナラティヴ・セラピー」である。『N：ナラティヴとケア』誌で本テーマを前にした時，なんとも居心地の悪い感じを覚える。そこに滑り込んでいる「システム／ナラティヴ」という前提と関係があるのではないかと思えてくる。本稿ではまずもってこの区別を重視したい。「システム・メタファーとナラティヴ・メタファー」などというようにマイケル・ホワイトはシステム／ナラティヴ区分を採用する（White, 1995, pp.341-352）。ハーレーン・アンダーソンによる「サイバネティクス／解釈学」はその近傍にある（Anderson et al., 1990）。両者からは，プラスとマイナスのどちらか片側が優勢となる，まさにポスト構造主義が切り崩そうとした二項対立を見出せてしまう。

オープン・ダイアローグの実施にあたって家族療法のトレーニングが行われていることを傍証とすると（Seikkula, 2007），〈ナラティヴ〉が〈システム〉から派生したことを改めて確認できる。〈システム〉は可能態としての〈ナラティヴ〉を胚胎し，同様に〈ナラティヴ〉は〈システム〉のもたらした財産を相続しているはずなのだが，それらが捨象されることでシステム／ナラティヴ図式は成立する。システム，サイバネティクス，オートポイエーシス，ナラティヴ，リフレクティング・プロセス，コラボレーション等を二元体構造に押し込むことで臨床現場のリソースを削ぐことなく，かといってゴチャマゼにすることなく，多様な実践を許容する下地を用意するにはどうすればいいのだろうか？ 本稿では一つの試みとして，これら諸アプローチを「有機／離散」という区別から眺めてみることにしたい。とかく有機的イメージを持ちたくなるシステムであれ，ポスト構造主義の離散性に彩られたナラティヴであれ，そうした特色が両者のみが有する専売特許とは必ずしも言えないと思うからである。

II 〈システム〉の場合

定義に囚われずごく簡易的に表現するなら，有機はものごとが「まとまる」観点である。離散はものごとが「ばらける」様を指す。本区別をもとに以下，表を読み下していく。

システムとは，「相互作用する要素同士が一定の規則に則って形作る統合体」である。家族療法が患者を家族やその他の関係者と地続きの存在とと

表

	有機	離散
システム	相互作用	創発性，論理階型
サイバネティクス	ファーストオーダー	セカンドオーダー
オートポイエーシス	作動的閉鎖性	システム／環境−差異
ナラティヴ	語る，象る，騙る	話す，放す，離す
ナラティヴ・セラピー	ストーリー，治療文書，リ・メンバリング	問題の外在化，ユニークな結果，エージェンシー
コラボレイティヴ・アプローチ	コラボレーション	not-knowing
チーム実践	アウトサイダー・ウィットネス	リフレクティング・チーム
オープン・ダイアローグ	保険医療システム	ダイアローグ実践
フーコーの権力論	管理型	規律型

らえ，個人と個人を相互作用するひとまとまりのシステムと考えることで，そのつながりが持つ力を活用してきた歴史には改めて触れるまでもないだろう。患者と関係者との間で「化学反応」が起きる。個々の要素からでは説明がつかない，新しい状態を生み出す創発性をシステムはそのまとまりの内奥に抱えこんでいる。また，グレゴリー・ベイトソンの論理階型論では，クラス（意味）とメンバー（事象）は直結しておらず，意味はやはり創発する。その非連続性は家族療法における多様な意味生成の原理となっている。果たして，「不登校は問題だ」から「不登校は飛躍のための準備期間であり有益だ」へのリフレーミングが起きる。

システムとともに家族療法と歩を進めてきたサイバネティクスはどうだろうか。ファーストオーダーといわれる初期のサイバネティクスは，ネガティヴ・フィードバックによる自己維持に焦点が当てられており，システムをいかに定常状態に保つかというコントロールの思想を母体としていた。セカンドオーダー・サイバネティクスにおいて強調されるのは，「観察（者）の観察」，つまり二次的な観察であり，観察結果は各観察者の認識のもとへと拡散する。

オートポイエーシスは，「オート（自己）＋ポイエーシス（作る）」，すなわちシステムが自らを形作るシステムを意味する近年のシステム論である。システムの自律性を強調するオートポイエー

シスは，システムとナラティヴを歴史的にも内容的にも架橋する位置にいる。家族は自律的な存在であり制御の対象ではありえない，むしろ家族とはコラボレイティヴな関係性を形成すべきであるとする現代的な支援を支える理論として，トム・アンデルセン（Andersen, 1987）やアンダーソンら（Anderson et al., 1988）もオートポイエーシスを参照していた。

生物学者ウンベルト・マトゥラーナとフランシスコ・ヴァレラは，生命を記述する概念としてオートポイエーシスを構想している。オートポイエーシスは生命を「産み出す働き」が「閉じる」ことで成立する（Maturana et al., 1980）。産み出す働き自体はすぐに消滅してしまう。「→働き→働き→働き→」，というように産出物（生体）を触媒として次の産出が生じる，そうして産出プロセスのネットワークが閉じ作動し続けるようになるとそれは生命システムになる。本理論は社会学者ニクラス・ルーマンが人間同士が関与する社会システムへと適用することで広がりを見せる（Luhmann, 1984）。ルーマンは，「人＋人＋人」，というように人間を要素とするモデルを採用せず，「→コミュニケーション→コミュニケーション→コミュニケーション→」，というようにコミュニケーションを要素とすることで人の社会に対する従属を排した社会システムのモデルを提示した。コミュニケーションは出来事であり，やはり一瞬で消える。社

会システムもまたコミュニケーションが連鎖的に産み出されることで成立するとするのがオートポイエーシスに基づいた社会システム論である。生命システムにせよ社会システムにせよ、いずれにせよ産み出す働きが連鎖して閉じる、すなわち作動的閉鎖性によってシステムとしてのまとまりを得る。

　オートポイエーシス・システムは閉じているので、システムから他のシステムを見通すことはできない。各システム同士の関係性を統括的に見渡す視点を放棄しているのもオートポイエーシスの特徴である。オートポイエーシスは、システム以外はすべて環境となる「システム／環境−図式」を採用する。システムの側からするとシステム外に環境があることは分かっても、そして影響を与えることはできても、環境に存するであろう他のシステムを制御することはできない。オートポイエーシスは、知りえないこと、分かりあえないこと、また、そういった断絶や切れ目があるにもかかわらずシステムとして成立するのはなぜなのか、そのような観点を取り上げるのに恰好のシステム論であることになる。

III　〈ナラティヴ〉の場合

　荒井はナラティヴの訳語として「物語」「語り」「声」を挙げる（荒井, 2014, pp.8-9）。ナラティヴが「物語」と訳される場合は複数の出来事がまとめられること、「語り」と訳される場合は個人的経験の発話という意味あいが強調される（「声」はここでは割愛する）。語りに関して矢原（2011）は、坂部恵と野家恵一の言語論をもとに「かたる／はなす」という区別を用い、かたるを「象る（形づくる）」、はなすを「放す（離す）」に対応させている。また坂部は、かたるは「騙る」でもあるとし（坂部, 1990, p.45）、「構想力（…）との密接な関係」を指摘する。ナラティヴには、物語をまとめ新たに形作る働きと、話すことで離しひろげる働きとが共存していると考えることができる。

　ナラティヴ・セラピーはどうかといえば、ホワイトは「ストーリーだてる治療」という表現を用いる。ドミナントな、オルタナティヴな、好みの、従属的な、いずれのストーリーも時間を組織化するメタファーである。治療文書は面接経過を手紙等の形に凝固化する。また、リ・メンバリングは「人生クラブ」に恩人や故人を集めることで時空を超えて生命の息吹を呼びこむ。その一方で、問題の外在化はストーリーをほぐし、改訂する方向へ向かう。そのようにして見出されるユニークな結果は、ストーリーに未回収である点がやはり散逸している様を思わせる。エージェンシー（agency）は、ややもするとひとかたまりの所与的実在とみなしたくなるが、ジュディス・バトラーのように「主体を創始する権力」が「主体が行使する力」へと反転することで生じる行為能力を指すと考えるなら（Butler, 1997, p.22）、それは既存のストーリーを再著述によって展開しようとする力能に相当するだろうから、どちらかというと離散カテゴリーが似つかわしいように思えてくる（バトラーとナラティヴ・セラピーの関連については安達（2020）を参照のこと）。

　アンダーソンのコラボレイティヴ・アプローチはどうか。その名に冠されていることからも明らかなように、本アプローチは被援助者とのセラピューティックな結びつきをしっかりと保持していくコラボレーションを指針とする対人援助である。一方, not-knowing は、支援者の知識や経験を相対化しつつ、被援助者との断裂、すなわち他者性を強調する概念であった。と同時に、だからこそ被援助者に対する好奇心を絶やさないことが求められる。言語システム論はこうした方針の母胎となっている。言語システムとは、特定言語の意味を諸様相とのセットで考えていこうとする姿勢であり、支援者は顕在化していない可能的意味を常に考慮することで新たなストーリー展開の可能性を保つ。

　チーム実践に目を転じてみる。アウトサイダー・ウィットネスでは、被援助者にとって好ましいストーリーを被援助者がそうと感じられるよう、セラピーに招かれた聴衆から認められる経験をすることが眼目となる。そのためには構造化が必要

であるとホワイトは述べている（Malinen, 2012, p.159）。脱中心化を阻害しないように意を配りつつ，ウィットネスらの発話を一定の枠内に整流し新たなストーリーをより確からしいものへと確立することを目指す実践であることがうかがえる。

　一方で，二室制のもと行われていた初期型リフレクティング・チームの形式を踏襲してみると，リフレクション実践が有する離散性を身を以て経験できる。何しろ，家族とチーム・スタッフを隔てているのはメタファーではない物質的実体を有する壁である。小さなワンウェイ・ミラーから別室を見遣り，スピーカーを通して隣室のやりとりを聞いているうちに，二室が隔てられている感覚はいっそう際立ってくる。リフレクション実践を生み出すことになった，話し手／聞き手をはっきりと分割した壁，その断絶した感触は意味的切断の基底をなしているように思う。

　オープン・ダイアローグのセッションでは，意見がバラバラのまま結論を次回に持ち越せることが保証される。スタッフのそうした行為を可能にする要素として無視できないのがフィンランドの保険医療システムである。複数のスタッフと面接参加者が結論が出るまで日々対話を続けるには，人件費をはじめそれなりのコストがかかる。それらは患者負担ではなく自治体によって賄われる（下平，2018）。これがもしも患者の自己負担だったら，「結論は出なくてもいい，次回に持ち越そう」とスタッフは同じように提案できるだろうか。してみると，対話の継続性を担保しているのは，一つには，対価については差し当たって無視することを可能にしてくれる，保険医療システムという分母であることになる。

　筆者は2000年代の中頃，頻繁にリフレクションの実践を試みていた。それは上手くいくこともあったが，失敗することもあった。失敗の主たる要因は「時間内に費用に見合った結論に至らない」ことにあったのではないか振り返る。当時身を置いていた私設心理相談は，面接時間が厳密に定められており，それに対して被援助者が対価を支払う現場であった。リフレクションは意味を拡

散させる。「多様な意味生成」と嘯けば口当たりはいいが，被援助者の期待がそこにあるとは限らない。明快なただ一つの結論が必要とされる場合もある。ところが，意味の断片を口にしてもそうやすやすと結論には到達しない支援の実情は，オープン・ダイアローグが私たちに教えているとおりである。対価に見合う，被援助者の期待に沿った結果をもたらすために，リフレクションの最後の最後で，専門性に依拠した結論を提示し面接プロセスをくるまなければならなくなることがしばしばあった。ここで鍵となっているのは被援助者の支援に対する期待である。それは文化社会的状況によって変化する。

Ⅳ　社会的コンテクスト

　1980年代後半，家族療法界隈でポスト構造主義的実践が花開いた。アンデルセンの「reflecting team」が発表されたのが1987年，アンダーソンの「human systems as a linguistic system」が1988年，ホワイトの『物語としての家族』出版が1990年である。システム論はどうだったかといえば，同時代である1992年にルーマンが「非知」を取り上げ，近代社会では権威が失墜し知りえないものが環境側に区切られる，それに対してアプローチすることは不可能であり，したがってセカンドオーダーの観察が必要であるといった論考を提示している（Luhmann, 1992, pp.109-167）。ちなみに，非知はドイツ語nichtwissenの日本語訳で，ドイツ語表現を直接英訳するとnot knowingになる。

　渡辺（2019）の方法を参考に，こうしたポスト構造主義思潮に基づいた動向を1989年のベルリンの壁崩壊，1991年のソ連崩壊といった世界情勢の変化と並べてみる。すると，そうした諸セラピーは，イデオロギーの対立に根差した冷戦構造から自国の国益を重視するナショナリズムの時代へと移行する過渡期に展開した実践であることに気づく。冷戦構造が強固だった時代は，既存のまとまりが緩むことが切望されていた。だからベルリンの壁崩壊は歓待された。ところが，重石が外

れ自国第一主義，排外主義等ナショナリズムの度が強まった結果，世界各地で紛争が多発する。本稿冒頭で音楽再生の多様化に触れたが，Apple 社がシャッフル機能を備えた携帯型音楽プレーヤーiPod を発表したのは，アメリカ同時多発テロ事件の発生と同じ年，2001 年である。

　離散性の顕在化は対人援助領域においても起きている。例えば，インターネットの出現によって情報は専門家によって占有されるものではなくなり，誰にとってもアクセスすることが容易になった。しかし，膨大情報は玉石混淆であり，それらを秩序立てる見解を求めて被援助者は専門機関に赴く。「有象無象のネット情報は当てにならない。専門家の意見を聞けて安心した」と被援助者は言う。支援者は水平的な関係性を目指す，一方でネットの散らばりは専門家による総合を求める。この捩れをどのように理解すればいいのだろうか。有機／離散の区別は，私たちを権力論のもとへと運んできたようだ。

V　フーコーの権力論

　ナラティヴ・セラピーは臨床実践にミシェル・フーコーの権力論を持ちこんだ。ジル・ドゥルーズはフーコーの権力論をきわめて簡潔に「君主型」「規律型」「管理型」の3つに分類している（Deleuze, 1990, pp.349-350）。規律型から管理型への移行が上述の社会状況とリンクする（その後，さらに「監視型」への変転が指摘されているが（大澤, 2013），本稿ではこれ以上の言及は控える）。

　まず君主型はフーコーが『監獄の誕生』冒頭で紹介しているように，権力者が犯罪者を広場で八つ裂きにするような「殺す権力」を指す（Foucault, 1975, pp.9-11）。規律型は近代社会への移行とともに，学校や病院，監獄そして家族といった諸制度において規律が内面化することで主体が自己支配するようになる，そのようなタイプの権力である。権力者は不可視となり，権力は各主体へと分散するため，人々は常時監視対象となっている不安から逃れられなくなる。フランス語のsujet が主体と臣下（＝服従した者）という二重

の意味を持つことからフーコーは「主体化＝服従化（assujettissement）」であるとした（Foucault, 1976, p.79）。主体は服従することで主体となる。本論法では権力自体が主体，すなわち「権力への抵抗の拠点を産出している」（大澤, 2013, p.256）ことになるわけで，すると権力への抵抗は不可能ということになってしまう。

　この点について，権力によって作られた，フーコーの例でいえば「同性愛」のような「貶める用語」が同時に権利を獲得するための「反動としての言説」となり，それによって権力に対抗することが可能になるとする（Foucault, 1976, p.131）。フーコーに大きな影響を受けているバトラーは，後期フーコーの著作から「自己の構築が一種のポイエーシスである」面を読みとり，自分自身を問うこと＝服従化のプロセスを問うことによって脱服従化が可能になるとしている（Butler, 2005, p.32）。自己のポイエーシスなどと言われると，オートポイエーシスを連想しないではいられない。それがマトゥラーナらのものと一致しているのか明言されてはいないものの，問題の外在化の成否にも関わってくる主体の決定（不）可能性についての難問を前に「自己のポイエーシス」が顔を出したことは興味深い現象であると感じる。とはいえ，ここはいったん本線に復帰することにしよう。私たちは「管理型」へと進むことで，支援者の発揮する有機性について検討しなければならない。

　ドゥルーズは，「フーコーは，規律社会とは私たちにとって過去のものとなりつつある社会であり，もはや私たちの姿を映していないということを明らかにした先駆者」であるとして，規律型の権力はすでにピークを越え終わりつつあると述べている（Deleuze, 1990, p.350）。家庭崩壊，学級崩壊などという言葉がふと頭をよぎる。家族，学校かくあるべしという規範意識に，かつてほど私たちは囚われなくなっている。その代わりに台頭してきた管理型権力は，生かし治療することで統治に寄与するよう人々を管理する「生かす権力」である。本カテゴリーに基づくと対人援助もまた権力作用の効果として統制に寄与している側面を否め

ないことになる。すると，管理型というフィルターを通すことで，支援者と被援助者の間にどのような権力の痕跡が見受けられるかという観点から，臨床実践上の諸課題をみつめることが可能になる。

　例えば，ドゥルーズは同書で，管理社会では人はサンプルやデータとして扱われるようになると述べている。そこから，次のような問いを発することができる。データに基づくほどアセスメントができた気になり，流れ作業のように支援が展開していないか？　支援者側の知見（もちろんそこには〈システム〉と〈ナラティヴ〉も含まれる）が優勢となり，被援助者から寄せられる個々の意向や期待や事情が等閑視されていないか？　本来支援者側の選好に過ぎない協働性や対話的関与等々を被援助者に押しつけていないか？　治ること，回復することを吟味することなく支援の到達点として無条件に採用していないか？　支援者が被援助者を囲いこみ対人援助依存を強化していないか？　実際的な論点は枚挙に暇がない。こうした問題を露わにできるのが管理型というカテゴリーが有する掘削力なのだとしたら，対人援助領域にとって（少々苦みのある）果実をもたらす概念として活用可能なのではないだろうか。

VI　おわりに

　以上，いささか単純化し過ぎたきらいはあるが，〈システム〉と〈ナラティヴ〉にまつわる諸側面を有機／離散を用いて一瞥した。臨床実践は詰まるところどれも，1）有機→2）離散→3）有機の3局面に集約できるのだと思う。1）支援の場に問題が一揃え持ちこまれる，2）それは臨床的関与を通しばらけて，3）いずれ新たなまとまりを獲得する。〈システム〉〈ナラティヴ〉は以上のどこかに貢献する可能性がある。both-andそしてneither-norはアンデルセンが示した格率である（Andersen, 1987）。「セカンドオーダー・サイバネティクスは役に立つメタファーだ」との記述が〈ナラティヴ〉関連書の中に見受けられるようになった（Malinen, 2012, p.283）。〈システム〉も〈ナラティヴ〉も。さらには〈システム〉でも〈ナラ

ティヴ〉でもないものへと支援ごとに面接ごとに生成し変化すること。境目はなるべく曖昧ににじませて，できることなら忘れる，被援助者本位の，すなわち beyond system/narrative こそが目指されていいのではないだろうか。

文　献

安達映子（2020）ナラティヴ・セラピーにおけるエージェンシー概念―「誤読」あるいは不在としてのJ・バトラーをめぐって．家族療法研究，37(1); 26-32.

Andersen, T.（1987）The reflecting team: Dialogue and meta-dialogue in clinical work. *Family Process, 26*(4); 415-428.

Anderson, H., & Goolishian, H. A.（1988）. Human systems as linguistic systems: Preliminary and evolving ideas about the implications for clinical theory. *Family Process, 27*(4); 371-393.

Anderson, H. & Goolishian, H. A.（1990）Beyond cybernetics: Comments on Atkinson and Heath's "Further Thoughts on Second-Order Family Therapy". *Family Process, 29*; 157-163.

荒井浩道（2014）ナラティヴ・ソーシャルワーク―“〈支援〉しない支援”の方法．新泉社．

Butler, J.（1997）*The Psychic Life of Power: Theories in Subjection.* Stanford University Press.（佐藤嘉幸・清水知子訳（2019）権力の心的な生：主体化＝服従化に関する諸理論．月曜社．）

Butler, J.（2005）*Giving an Account of Oneself.* Fordham University Press.（佐藤嘉幸・清水知子訳（2008）自分自身を説明すること―倫理的暴力の批判．月曜社．）

Deleuze, G.（1990）*Pourparlers: 1972-1990.* Éditions de Minuit.（宮林寛訳（1992）記号と事件：1972－1990年の対話．河出書房新社．／同（2007）記号と事件：1972－1990年の対話（文庫版）．河出文庫．）（本稿では文庫版を使用）

Foucault, M.（1975）*Surveiller et punir, Naissance de la prison.* Éditions Gallimard.（田村俶訳（1977）監獄の誕生―監視と処罰．新潮社．）

Foucault, M.（1976）*La Volonté de Savoir (Volume1 de Histoire de la Sexualité).* Éditions Gallimard.（渡辺守章訳（1986）性の歴史Ⅰ―知への意志．新潮社．）

Luhmann, N.（1984）*Soziale Systeme.* Suhrkamp.（佐藤勉監訳（1993）社会システム論（上・下）．恒星社厚生閣）．

Luhmann, N.（1992）*Beobachtungen der Moderne.* Westdeutscher Verlag.（馬場靖雄訳（2003）近代の観察．法政大学出版局．）

Malinen, T., Cooper, S. J. & Thomas, F. N.（2012）*Masters of Narrative and Collaborative Therapies: The Voices of Andersen, Anderson, and White.* Routledge.（小森康永・奥野光・矢原隆行訳（2015）会話・協働・ナラティヴ．金剛出版．）

Maturana, H. R. & Varela, F. G.（1980）*Autopoiesis and Cognition: The Realization of the Living.* D. Reidel Publishing.（河本英夫訳（1991）オートポイエーシス：生命システムとはなにか．国文社．）

大澤真幸（2013）生権力の思想―事件から読み解く現代社会の転換．ちくま新書．

坂部恵（1990）かたり．弘文堂．

Seikkula, J. & Arnkil, T. E.（2007）*Dialogical Meetings in Social Networks.* Routledge.（高木俊介・岡田愛訳（2016）オープン・ダイアローグ．日本評論社．）

下平美智代（2018）フィンランドでのオープンダイアローグ―現地での臨床活動の実際．精神科治療学，33(3); 305-310.

渡辺俊之（2019）社会変化と学会創立25周年―システム論で学会の35年を振り返る．家族療法研究，36(1); 64–71.

White, M.（1995）*Re-Authoring Lives: Interviews & Essays by Michael White.* Dulwich Centre Publications.（小森康永・土岐篤史訳（2000）人生の再著述．IFFヘルスワーク協会．）

矢原隆行（2011）リフレクティング・プロセス再考―リフレクティング・チームをリフレクティング・プロセスにするもの．家族療法研究，28(1); 70-77.

ナラティヴ・セラピーにおいて会話を折り重ねることはいかなるリフレクティングか，あるいは，表層を豊饒化すること

矢原隆行 *

* 熊本大学大学院人文社会科学研究部

　……私たちは一群の有機体が関係において絡まっていると考えるかわりに，あらゆる生きとし生けるものをそれ自身，絡まりとして見なすべきなのである。

（ティム・インゴルド）

　ナラティヴ・セラピーをリフレクティングにうつし込むことで，いかなるパースペクティヴが開かれようか。少なくとも，そうすることは，当初リフレクティング・チーム形式の会話が広義のナラティヴ・セラピーの主要三潮流の一つと位置づけられた際に感じた引っかかりに，2022年の現在から応答を行う機会となるだろう。同時に，望むらくは，ナラティヴ・セラピーにおいて中軸となる「外在化」という振る舞いを，たんに問題に名前を付けて擬人化することと捉えてしまうような平板化を避け，また，リフレクティング・トークを本人の目の前で噂話をすることとしてしまったり，いたずらにその人を称賛し，プラスの強化を与える出来合いの応答「称賛実践（practices of applause）」（マイケル・ホワイトは，こうした実践と彼の「認証実践（practices of acknowledgement）」を峻別すべきと強調している）としてしまったりするような勘違いを慎重に避けるための今後の手がかりになればとも思う。すなわち，本稿が企図するのは，ナラティヴ・セラピーとリフレクティング・トークをいくつかの部分で結びなおすことを通して，両者をめぐる我々の思索と体験にいま少し適度な奥行きを生じさせることである。

I　「間」の創出としての
リフレクティング・トーク

　表面的形式の新奇性に目を奪われることなく，また，形骸を原理・原則と誤解して，その豊かな可能性を見失うことなくリフレクティングの本来を探求するために，まずは，あらためてリフレクティング・トークの働きの枢要を確認しておこう。リフレクティング・チーム形式の会話をその一種として含みつつ，その状況に応じて無数のバリエーションがあり得るリフレクティング・トークの働きの枢要は，端的に言えば，適度な「間」を創出し，そうした「間」を守ることにある。会話においてリフレクト，すなわち「うつし（映し，移し，写し）」が生じるには，「うつすもの」と「うつされるもの」とが一つのものでなく別のものとしてあらねばならないし，両者のあいだに適度な「間」が保たれていなければならない。

　トム・アンデルセンは，会話において三種の間（原文では，pause）を意識すべきと指摘している（Andersen, 2007）。1）相手が息を吐いた後，次に息を吸い始める前に生じる間（この時，セラピストが相手に答えを見つけるのを急がせていないなら，相手の次の呼吸は無理なく自然に始まる），

２）何かを話した後，たった今自分が話したことについて考えるために生じる間，３）今話したことについてリフレクティング・トークであらためて話され，それによりあらためて新鮮に考えるために生じる間。これら三種の間への着目は，一見なにげないことのように思われるかもしれないが，１）身体的水準，２）心的水準，３）社会的水準を貫くアンデルセンの会話への配慮の奥深さをよく表している。

　自然な気息がなされ，自らの発した声をききとり，他者にうつし込まれた自身のことばをながめる。そうした間が会話の参加者たちのあいだで保たれているとき，会話は生き生きとしたものになるだろう。だから，アンデルセンはずいぶんゆっくりと話し，「彼らが話した後に訪れる間を守るのが，僕の仕事なんだ」（Malinen et al., 2012=2015, p.84）と宣言した。それらは神聖な間であり，それらを守ることは人々の尊厳を守ることを意味している。

　無論，そうしたリフレクティング・トークがなされるのは，無重力の空間ではない。我々は，それがつねに各種の力関係や既存の文脈が刻み込まれた具体的な「場」においてあることを忘れてはならない。「場」という相の流れをながめるため，筆者は，対面的相互作用に焦点をおくリフレクティング・トークをその一部に含みつつ，対面状況に限定されぬ広汎な相互作用の次元において生じる外なる会話と内なる会話との折り返し，折り重ねのプロセスを「リフレクティング・プロセス」として言挙げしている（矢原，2022）。それは，ひとつひとつの会話が創出していく場であると同時に，次なる会話がそこにおいて実現される場という生きたプロセスの渦である。

　以下，本稿では，ホワイトらのナラティヴ・セラピーをこうしたリフレクティングの視座から読み解き，両者を結びなおしていこう。

Ⅱ　リフレクティング・サーフェスの形成実践としての「外在化」

　ホワイトらのナラティヴ・セラピーに馴染みの

ある読者にとって，そのリフレクティングとの結びつきと聞いてまず想起されるのは，「定義的祝祭（definitional ceremony）」におけるアウトサイダー・ウィットネス（この用語は，人類学者であるバーバラ・マイヤーホフに由来する）と呼ばれるリフレクティング・チームの一種だろう。本稿においても，次節でそれに触れるが，それ以前にまず吟味されるべきは，ホワイトらの実践の第一の基盤であり中軸として知られる「外在化（externalizing）」である（彼は外在化する会話を「誠実な友人」とさえ呼ぶ）。この振る舞いがたんに問題に名前を付けて擬人化することに留まらないことは，実際に彼らの著作に目を通す者には明らかであろうが，それがいかにリフレクティングと結ばれ得るのかについては，これまで十分に吟味されてこなかったように思う。

　とはいえ，たとえばリン・ホフマンの慧眼は，両者に通底する姿勢を次のように見透していた。「（筆者注：ホワイトらは）『外在化技法』を用いることによって，個々人が自分たちの生活を動かしていく強力な物語に気づくようになりました。同様の発想は，リフレクティング・チームの『語り，そして語りなおす』手続きにも含まれています。そのような技法によって，人々は囚われていた状況の外に出て，違った視点から自らをみつめることができるようになります」（Hoffman, 2002=2005, p.302）。なるほど，「囚われていた状況」の外に出て，それをみつめるという点では，ホワイトの外在化する会話と，アンデルセンの会話について会話することのあいだに，深く通底する身振りがあることはたしかだろう。端的に言えば，それらは，囚われている何事かとのあいだに「間」を創出し，距離をおいてそれをみつめなおすことを可能にするような身振り，と言える。

　しかし，そもそも我々が何らかの言語的コミュニケーションに関与する際，それが口頭言語によるもの（話す／聞く）であれ，エクリチュールによるもの（書く／読む）であれ，そこにはつねに（それぞれの方法に応じた）「言うこと」と「言われたもの」とのあいだの一定の距離化が作動して

いるとみなすこともできる。これは，ポール・リクールが解釈学の文脈においてその積極的かつ生産的機能を論じた「疎隔（distanciation）」という事態にほかならない（Ricoeur, 1975=1985）。

リクールによれば，言うことは言われたものにおいて疎隔される。すなわち，いかなる言述も出来事として与えられ，この出来事によって世界が言語へと到来するが，その一方，いかなる言述も，意味として了解されることを通して，言述という出来事は意味へと超出していく。これが原初的疎隔である。よく知られているように，リクールの解釈学的議論は，そこからエクリチュール，テクストの疎隔（そこで可能となるテクストの自律）という本領に歩を進めるのだが，本稿では，あえて会話を折り重ねることを通してひらかれる可能性の豊饒さに，いま少し踏みとどまりたい。何となれば，リフレクティング・トークこそ，口頭言語とエクリチュールとのあわいに固有のコミュニケーションの次元（すなわち，固有の疎隔の次元）を創出する身振りである，と筆者は考えるゆえである（矢原，2016）。そして，いささか先取りして述べるなら，ホワイトらの外在化する会話もまた，たしかにそうした身振りの系とみなすことができる。

いったんリクールの記述に立ち戻ろう。先の原初的疎隔に関し，出来事の意味への超出を論ずるなかで，彼は「われわれが了解しようとするのは，一過的に過ぎ去ってしまう出来事ではなく，そこにとどまっている意味である」（Ricoeur, 1975=1985, p.180）と述べる。そう。出来事は過ぎ去るが，意味はとどまる。そして，我々が了解し，世に処するための手がかりや足場とするのは，持続性をもち，相対的に不変な意味である。多種多様な社会的出来事が渦巻くこの世の流れのうちにあって，それなしに過ごすことなど，どうしてできようか。

しかし，そうした相対的に不変な意味が特定の個人や人間関係に固着し，ときに人々を「囚われた状況」から身動きがとれぬように凍りつかせてしまうこともある。ホワイトが外在化する会話を

通して長年その「解毒」に取り組んだ，人生における問題を自身のアイデンティティや他者のアイデンティティ，自らの人間関係のアイデンティティの反映と信じてしまうような「囚われ」も，その一例と言える。では，ホワイトは，そこでいかにして，また，いかなる「間」を創出したのか。

2008年4月に急逝したホワイトの生前最後の著作において，たとえばそれは次のように述べられる。「これらの言葉（筆者注：「無価値」で「役立たず」で「すべては当然の運命」といった言葉）は，サラの内的な対話や，他者との内在化する会話においてこれまで何度も登場していたが，今では，サラのアイデンティティと，サラのアイデンティティについてのネガティヴな結論とのあいだに空間を開く（筆者注：opening a space）外在化する会話において表現されるようになった」（White, 2007=2009, p.40）。ここに見られるように，外在化する会話は，アイデンティティ（次節において触れる通り，この概念自体，十分に注意して扱わねばならないのだが）と，アイデンティティについてのネガティヴな結論とのあいだに一定の「間」を創出する。その間がアンデルセンの時間（pause）的なありように比して空間（space）的であるのは，多種多様な会話の地図づくりに余念がなかったホワイトならではだろう。

注目すべきことに，ホワイトの外在化する会話を通した間の創出は，独自のリフレクティング・トークの方法をも生み出している。ここでは，新たなステップの質問（外在化された問題の活動の影響を評価する質問や，その評価の正当性を尋ねる質問など）がクライアントたちになされる際に彼が前置きする「編集記（editorial）」，すなわち，それまでの会話から引き出された事柄を要約したメモ（ここにも，口頭言語とエクリチュールとのあわいのコミュニケーションの一形態を見出すことができる）について述べられた文章に注目しよう。「この編集記は，家族メンバー全員が，それぞれにとってのAHD（筆者注：ジェフリーにトラブルを引き起こす問題）の活動経験と，それらの活動結果についての自分たちの立場について話すこ

とを助ける反射面（筆者注：原文では，reflecting surface）を提供した」（White, 2007=2009, p.42）。

リフレクティング・サーフェスという実に魅力的な言葉は，管見の限りアンデルセンの文章には見当たらず，ホワイト独自のリフレクティング概念と思われる。同様の表現は，「私はこの要約を『編集記』と呼んでいるが，それによって，人々は，評価質問に答えるときに振り返るべき出だし（筆者注：原文では，surface upon which to reflect）を提供される」（White, 2007=2009, p.201）というふうに用いられている。また，必ずしも「編集記」のみがリフレクティング・サーフェスを形成するものではない。彼の逝去後にまとめられた遺稿集には，次のような表現が見て取れる。「それ以前の会話から，彼はもう反射面（筆者注：原文では，reflecting surface）を得ている。つまり彼には，じっくり考える基準面（筆者注：原文では，something on which to reflect）があるのだ」（White, 2011=2012, p.112）。

そこにおいて人々がリフレクトすることが可能となるような「表層（surface）」とは，いかなる表層だろうか。それが決して無機質で厚みのない平面でないことはたしかだろう（もし，そのようなものであれば，そこにゆっくりと呼吸できる間は生じない）。つまり，それは間を育むような表層である。実際，我々が今ここで生きる地表（surface）をながめれば，あらゆる生命がその表面ではなく，表層の中で（土の中で，水の中で，風の中で）育ち，生活していることに気がつく。そこは，有機物や微生物を豊富に含む表土から，菌糸の助けを得て栄養を吸収した植物たちが絡み合うように地表を覆い，それらの植物が生み出す栄養を食み，空気を呼吸する多様な生命たちが互いに循環を重ね，いずれ新たな地表を構成する層として折り重なっていくような場所だ。

会話における表層もまた，「反射面」という訳語からイメージされるかもしれないツルツルとした境界面というよりも，そのうちに生命が息づく大気と大地の混淆層（それが我々の生きる場所だ）のようなものと捉えることが適切である。実際，ホ

ワイトの編集記の内容は，アンデルセンによってリフレクトする会話に期待される通り，診断でも，助言でも，説得でも，介入でもなく，ただそこで話された会話がホワイトによって丁寧に鑑賞され，受け取られたことを表現している。それは聞き手が一人で行うリフレクト（アンデルセンは，話し手との一対一の会話でもリフレクティング・トークが可能であると明言していた）をエクリチュールの助けにより，一定の耐久性のある足場として編んだものと言えるだろう。すなわち，外在化する会話とは，会話の表層に豊かなリフレクティング・サーフェスという間を形成する実践にほかならない。

Ⅲ　表層の豊饒化としての「定義的祝祭」

前節では，ホワイトの外在化する会話に見出されたリフレクティング・サーフェスという設えについて，それが治療的会話において「表層」という「間」を創出するリフレクティング・トークの一種とみなし得ることをたしかめた。つづいて本節では，ホワイト自身がアンデルセンのリフレクティング・チームからインスピレーションを得たと明言する定義的祝祭におけるアウトサイダー・ウィットネスについて，それがさらなる会話を折り重ねる仕組みとして，いかなるリフレクティングであるのかを吟味しよう。

定義的祝祭におけるリフレクティング・チームの議論に取り組む際，ホワイトがその前段で検討しているのが，構造主義とポスト構造主義におけるアイデンティティ概念をめぐる理解の差異である。ホワイトによれば，前者における主導的差異は〈表層／深層〉（surface/depth）であり，後者における主導的差異は〈薄い／厚い〉（thin/thick）とされる（White, 2000=2021）。前者における差異を前提とする限り，人々の人生に関する表現は，その本質たる深層，すなわち，アイデンティティの中心に位置づけられた自己が表層に現れたものとみなされる。そのため，人生に何らかの問題が生じたなら，専門家がその表現を解釈し，アイデンティティの中心たる自己の深層に存する欠陥を

修理しようと試みることになる。こうした考え方を「構造主義」と呼ぶことの学術的妥当性はひとまず措くとして，それが現代社会を生きる我々にとってあまりに馴染み深い風景であることはたしかだろう。

　一方，後者（ポスト構造主義）の理解において，アイデンティティは社会的，公的な達成と説明される。つまり，アイデンティティは，社会制度やコミュニティのうちで交渉されるものであり，歴史的，文化的な力によって形づくられる。こうした文脈においてアイデンティティを生じさせるメカニズムを探ろうとすれば，そこで人々が日常的に意味の交渉をなすところのナラティヴの枠組が精査されることになる。それゆえ，ホワイトらのナラティヴ・セラピーにおいては，人々のアイデンティティや人間関係をめぐる「薄い」記述に貢献する既存の治療文化の専門知（ホワイトが構造主義的理解と呼ぶものに依拠したそれ）を脱し，人々とともに「厚く，豊かな」語りを編むことに携わろうと試みるのである。

　ここに至って，前節に見た「表層」概念の含意はさらに明らかとなろう。すなわち，ホワイトにおいては，表層はその内奥に深層を秘めた表面ではない。表層は架空の深層と対比されて軽んじられるべき矮小なものではなく，人々がそこで新鮮に生きるために，厚く，豊かな記述を編み上げていくアクチュアルな生命活動の現場なのである。

　ここで，ホワイトにおける表層の含意をさらに玩味するため，彼がスピリチュアリティについて語った貴重なインタビューを振り返っておこう（White, 2000=2021）。それ（スピリチュアリティ）について研究する機会はこれまでなかったと述べつつ，彼は西洋文化におけるスピリチュアリティが内在（immanent）型，上昇（ascendant）型，内在／上昇型に分類されると指摘する。そして，それらがいずれも生きられた人生の表層（the surface of life as it is lived）の上方か下方に想定された水準において現れるものであるのに対して，自身の関心は，表層のスピリチュアリティ（the spiritualities of the surface）に存するのだと明言

する。

　そうした会話に続く以下の発言は，ホワイトのスピリチュアリティ観を披歴するものである以上に，会話において表層にとどまらんとする彼の構えと覚悟が述べられているように感じられる。「私にとって，スピリチュアリティとはそのようなものでなければなりません。それは既存の存在様式とは別の方法で人生を生きるための選択肢を探ることであり，それは当たり前のことを問題にし，自明のことに疑問を投げかけることであり，それはある種の個別性を拒絶することである場合もあり，世界に存在するために『不可欠な』方法の限界を超えていくことを知ることであり，オルタナティヴなありかたを探求することであり，そのようなありかたと関連する独特な思考や生活習慣を探求することでもあります。多くの意味で，それは不確実性を掴むことであり，われわれが誰であるかを再発明することです」（White, 2000=2021, pp.189-190）。

　以上の記述を踏まえるなら，定義的祝祭におけるリフレクティング・チーム＝アウトサイダー・ウィットネスによる語り直し，そして，そこにおける認証実践の意義は，もはや明らかだろう。すなわち，それは深層に存する「本当の自分」といったものを探すためのものではなく，「別の何者か」になるため，以前には自分をそこに見つけることを予想もしていなかった「どこか別の場所」へと運ばれるために，思慮深く，即興的に誂えられた多声の織物からなる足場である。そして，ホワイトが述べる通り，同じプロセスは，アウトサイダー・ウィットネスとしてのリフレクティング・チームのメンバー側にも生じるゆえに，メンバーたちもまた，かつての自分とは別の何者かになってゆく。そこにおいて，アイデンティティと呼ばれるものは，もはや単声ではなく多声として見出されるだろう。多声の絡まりとしてのアイデンティティが，豊饒化された表層としての折り重なる会話において他なるアイデンティティと出会い，絡まりあい，双方の声が厚みを増してゆく。定義的祝祭は，そうしたリフレクティング・トークの場

にほかならない。

IV　ナラティヴとリフレクティングの
絡まりとうつし込み

　以上に見てきたように，アンデルセンのリフレクティング・チームから一定のインスピレーションを得つつ，ホワイトらのナラティヴ・セラピーは，アウトサイダー・ウィットネスによる認証実践という豊かな表層としての「間」を編むための具体的な身振りを備える。同時に，そうした身振りの萌芽は，ナラティヴ・プラクティスの中軸たる外在化という構えにおいて，すでにはらまれているものでもあった。だからこそ，地理的にずいぶん離れた場所で誕生し，ある面では対照的とも感じられるナラティヴ・プラクティスとリフレクティングの両者のあいだに，そうした絡まりが生じたのだとも言える。

　言うまでもなく，触れることは，触れられることでもある。リフレクティング・チームがナラティヴ・セラピーにインスピレーションを与えたように，あるいは，ナラティヴ・プラクティスがリフレクティングをうつし込んだのと同じように，いまや表層の豊饒化としてのナラティヴ・プラクティスはリフレクティングにうつし込まれ得るだろう。ナラティヴ・プラクティスに見出される実に豊かな会話の工夫の数々は，今後の我々のリフレクティング・トークの実践にも，多くの示唆を与えてくれる。

　もはや紙幅は尽きたが，簡単に一例を挙げよう。ホワイトが提示するアウトサイダー・ウィットネスへのインタビューを形作る４つの質問カテゴリー（White, 2007=2009）は，定義的祝祭という文脈に限らず（今や一般にも広く知られるオープンダイアローグのミーティング場面等においても），リフレクティング・チームのメンバーがそれらの問いを自らに振り向けることができるなら，リフレクティングでたんなる噂話や称賛実践を行うという好ましからぬ轍を踏むのを避けることに，大いに貢献するだろう。（いくらか図式的に過ぎる印象もあるけれど）そのカテゴリーは，１）表現に焦点を当てること，２）イメージに焦点を当てること，３）個人的共鳴に焦点を当てること，４）脱自（transport）に焦点を当てること，の４つからなる。実践においては，その順序が大切であることは言うまでもない。また，無理に３）４）まで推し進める必要はないことも，会話の場の安心のために付記しておこう。

付記：本研究は，JSPS 科研費 19H03962，20K02208 の助成を受けたものである。

文　献

Andersen, T.（2007）Human participating: Human "being" is the step for human "becoming" in the next step. In: Anderson, H. & Gehart, D. (eds.): *Collaborative Therapy.* New York; Routledgé Taylor & Francis, pp.81-93.

Hoffman, L.（2002）*Family Therapy: An Intimate History.* W. W. Norton.（亀口憲治監訳（2005）家族療法学：その実践と形成史のリーディング・テキスト．金剛出版．）

Malinen, T., Cooper, S. J., & Thomas, F. N. (eds.)（2012）*Masters of Narrative and Collaborative Therapies: The Voices of Andersen, Anderson, and White.* Routledge.（小森康永・奥野光・矢原隆行訳（2015）会話・協働・ナラティヴ：アンデルセン・アンダーソン・ホワイトのワークショップ．金剛出版．）

Ricoeur, P.（1975）La fonction herméneutique de la distanciation. In: Bovon, F., Rouiller, G. (eds.): *Exegesis: Problèmes de méthode et exercices de lecture.* Delachaux & Niestläe.（久米博・清水誠・久重忠夫編訳（1985）解釈の革新．白水社．）

White, M.（2000）*Reflections on Narrative Practice: Essays & Interviews.* Dulwich Centre Publications.（小森康永・奥野光訳（2021）リフレクションズ：ナラティヴと倫理・社会・スピリチュアリティ．金剛出版．）

White, M.（2007）*Maps of Narrative Practice.* W. W. Norton.（小森康永・奥野光訳（2009）ナラティヴ実践地図．金剛出版．）

White, M.（2011）*Narrative Practice: Continuing the Conversation.* W. W. Norton.（小森康永・奥野光訳（2012）ナラティヴ・プラクティス：会話を続けよう．金剛出版．）

矢原隆行（2016）リフレクティング：会話についての会話という方法．ナカニシヤ出版．

矢原隆行，トム・アンデルセン（2022）トム・アンデルセン 会話哲学の軌跡：リフレクティング・チームからリフレクティング・プロセスへ．金剛出版．

ブリーフセラピー実践とナラティヴ・セラピー

黒沢幸子＊

＊KIDS カウンセリングシステム／目白大学

I　はじめに

　援助者の仕事は，「問題」を抱えて苦しんでる人々や「問題」に陥っている状況が，回復や改善に向かうように力を尽くし役立つことである。被支援者（当事者）が，その結果，少しでも満足のいく状態や望んでいる生き心地の良い自分らしい生活が得られることである。

　そこで問われるのは，「問題」をどのように見るかである。何が問題なのか，問題はどこにあるのかといった「問題」のみかたによって，「問題」をどう扱うのか，どう対応するのか，そのアプローチの仕方が変わるからである。

　ちなみに，「問題のみかた」については，問題の見方，観方，看方，診方と漢字で書き分けられる。そこからは援助者の立場や視点，専門性が示唆される。「味方」となればどうだろうか。「問題」を味方につける視点をもてば，柔軟な発想と対応が生まれるだろう。

　筆者は，実践の主なアプローチとして，「解決志向ブリーフセラピー」に軸を置きながら「ナラティヴ・セラピー」もともに用いている。

　本論では，両セラピーによる「問題」のとらえ方と扱い方の相違に言及しながら，被支援者に役立つセラピー実践について考え，筆者の事例をその材料として紹介したい。

II　問題のみかた

1．問題を利用する

　ブリーフセラピーは，クライエントの力を活かし協働的対話により，効果性・効率性を高め，リーゾナブルなコスト（時間，経済，労力等）で終了することを目指して行われる心理療法とされる。ブリーフセラピーは，20世紀の稀代の精神科医 Erickson, M. H.（1901-1980）を源流としており，いくつかの流派がある。

　先項で「みかた」にあてはまる言葉の一つとして「味方」を挙げたが，Erickson, M. H. は，問題を味方にするような治療を実践していた。Erickson, M. H. は，クライエントが面接に持ち込むあらゆること，問題，症状，状況，価値観，治療者や環境，抵抗までも，リソース（resource）として，治療的に「利用」した。Erickson 治療の中核要素は，「利用（utilize）」にある。また，人が良くなり変化するのは「自然（naturalistic）」であると考え，未来に向けて今日をどう生きるかという「未来志向」の視点で，人の持つ可能性を引き出した。過去や原因ではなく，具体的状況や症状に焦点を当てながら（問題として見ずリソースとして利用することで），変化は短期にときには瞬間にも起こりうることを，独自で多彩な治療実践とその成果によって示した。

　たとえば妄想（自分はイエスの生まれ変わり）をもつ患者に，（妄想を問題視せずに）大工の仕事（イエスの父の職業）を頼み，病院の修繕をしてもらい，（抗精神病薬が普及していない時代に）社会復帰につなげた（O'Hanlon, 1987）。Erickson, M. H. の関心事は，問題を取り除くことではなく，ま

だ患者が使ってない能力を，望む未来に方向づけて使えるようにすることであった。

2．問題は問題ではない

ブリーフセラピーの流派のなかでも，Erickson, M. H. の影響をもっとも色濃く受けており，またその誕生がブリーフセラピーを新たな地平に導いたとされるのが「解決志向ブリーフセラピー（Solution-Focused Brief Therapy）」である。解決志向ブリーフセラピーは，de Shazer, S. と Berg, I. K. らによってアメリカのミルウォーキーに創設された Brief Family Therapy Center（BFTC）において，1970年代後半に開発され，今ではブリーフセラピーの代名詞ともなっている。

解決志向ブリーフセラピーでは，「問題は（もはや）問題ではない」という姿勢をとる。「問題」にではなく，「解決」に焦点を合わせる。「問題」の描写は必要ではなく，「解決」がどのようなものであるかの描写が役に立つと考える（de Shazer, 1985）。解決志向ブリーフセラピーは，クライエントは十分なリソース（資源）と強さをもっており，自身の人生の専門家であると考え，問題や原因に注目するのではなく，その解決（望む未来の状態）をクライエントと協働してつくり出していくものである（森・黒沢，2002）。

このモデルの成立経緯を紐解いてみると，問題が問題ではないこと，解決は新たにつくられることは，クライエントの方々との面接経過のなかから学んだことであるとわかる。物質依存や DV 等の問題を抱え来談意欲が低く，従来型の心理療法では難治とされたケースが訪れていた BFTC において，それらの膨大な面接をチームで観察し，肯定的変化が確実に持続的に生じた要因を検討した結果，解決志向モデルが生み出された（Franklin et al., 2012）。

クライエントに役に立ったのは，「例外（exceptions）」（問題が起こらないで済んでいるとき，そこまで悪くないとき，少しうまくいっているとき）に注目しそれを増幅していくことや，「ミラクル・クエスチョン」（「今晩眠っている間に奇跡が起きて，問題が解決したとしたら，明日の朝何から気づくか，どんな違いがあるか」を尋ねる質問）により，望む解決の状態とその小さな違いを知ることであった（De Jong & Berg, 2013）。「例外」は，「アンチ（反）−問題」ではなく，すでに解決が始まっているという証拠である（Chang & Phillips, 1993）。このモデルは，援助者が，効果的で実用的な治療のために行うことをシンプルに記述／説明したミニマル・エッセンスである。そのエビデンス研究も蓄積されつつあり，認知行動療法と比して遜色ない効果を実証している（Franklin et al., 2012）。

3．問題が問題である

問題のみかたとして，「人は問題ではない。問題が問題である」という考えに立つのが，White, M. と Epston, D. によって創始されたオセアニア由来の「ナラティヴ・セラピー」（White & Epston, 1990）である。ナラティヴ・セラピーでは，人々の内面に問題の原因や責任を追及しない（内在化しない）。「問題」が個人の内面に存在するなら，当事者を責めたり無力感をもたせたりしてしまい，関係者が協働して対処していくことも難しくさせる。結果的に解決に向かうことが困難になる。

「人は問題ではない。問題が問題である」との考えに立てば，援助者も当事者も，人と問題を切り離してみることができ，当事者はその「問題」に困らされている人，「問題」ではない力をもっている人という視点が生まれ，当事者への敬意や対処可能感が生まれてくることが実感される。

ナラティヴ・セラピーでは，その具体的なアプローチとして「外在化する会話」が用いられる。それにより，援助者は当事者とともに，問題に屈せずに，当事者が自ら選択した新たな好ましいストーリーをつくっていけるようにする。その問題の影響が小さかったことなどは「ユニークな結果」と呼ばれ，それを引き出すことが，新たなストーリーにつながる。

4．クロスオーバー，ブレンド

解決志向ブリーフセラピーとナラティヴ・セラピーでは、「問題は問題ではない」と「問題が問題である」とした両者の「問題」のとらえ方は異なり、de Shazer は両者の差異を強調した。しかし、「例外」と「ユニークな結果」は、多くの実践者が指摘してきたように、確かに類似している。両者とも、問題が当事者の生活に影響を与えていないときの語りを引き出し、明確にし、豊かにしていくために、質問を用いている（Chang & Phillips, 1993）。

Chang, J.（1998）は、特定の治療モデルの信奉ではなく、社会構成主義、非構造主義、共同性、プラグマティズムを実践の指針としており、その指針を実践に活かすのに、解決志向ブリーフセラピーとナラティヴ・セラピーの2つが多くを提供してくれる方法論であると述べている。この2つの違いが強調されることもあるが、むしろ「それらの類似点やクロスオーバー、ブレンドの可能性」に注目し、実践的統合の姿を見出しているという。

実際、筆者もこの2つのアプローチをブレンドして用いているといえる。森（2015）の表現を借りれば、解決志向ブリーフセラピーは優秀な心理療法モデルであるが、万能ではなく限界はある。「問題」に焦点を当てないために「問題」を「スルー」する点が、「問題」を「問題」として扱うことを願うクライエントや、絶対スルーしてはいけない「問題」（多くはないが陰湿な暴力など）も存在するため、そこが限界の一つとなる。そこでお勧めするのが「問題の外在化」である。

不妊治療クリニックでカウンセラーを務める伊藤（2022）は、両者を混然一体的に用いていると述べ、両方使えるほうがクライエントのニーズにより応じやすいという。どちらであるかは臨床上重要ではなく、クライエントの人生の時間をカウンセラーのやり方のせいで無駄にせぬようにという意味ではブリーフだと述べている。筆者もきわめて同感である。

Ⅲ　実践　事例からの学び

筆者は、解決志向ブリーフセラピーを実践する

なかで、タイムマシン・クエスチョンやミラクル・クエスチョンを契機に改善や回復をしていった事例を多く報告している（黒沢, 2002, 2015, 2022 ほか）。これらの質問は、過去や問題を一度ご破算にして（不問のまま）、未来の解決イメージへとダイレクトにジャンプすることをうながす。しかし、どうしても眼前に明らかな「問題」がある場合、それが他者を巻き込む問題行動（たとえば暴力）であればなおさら、その「問題」を不問のまま、未来がうまくいっているという現実感を得ることは難しいことが少なくない。「問題」を一度脇に置いて進む前に、「問題」を問題として認め扱いつつも、「問題」と安全に取り組むことができる仕掛け、「問題」への対処可能感を得られ、「問題」があっても前向きに安心して未来を考えられる仕組みがほしい。ここで有用なのが「問題の外在化」概念であり技法である（黒沢, 2008）。

「問題の外在化」（以下、外在化）は、「『問題』を本人および関係者から切り離して、外に取り出し、（多くの場合、『問題』にニックネームをつける）それを一種擬人化して扱うことにより、本人およびその関係者が、その『問題』への対処法を発見できるように援助する方法である」（森, 2001）と考えている。「外在化」は、「よくないと頭ではわかっているけど、やめられない」といった、本人にとって「自我違和的」な問題行動や性癖について、広く応用が可能である。

事例1：華の家庭内暴力と不登校

「不登校のうえ、家庭内暴力で家族が困り果て、相談所や精神科にかかっても好転せず、お手上げ状態の事例」を養護教諭から紹介された。華は小学3年生。母親と来談した。

カウンセラー（Co：筆者）は、華に合わせ、腰をかがめて挨拶や自己紹介をした後、ここでどういう形で話を聴くのがいいかを尋ねた。先に面接となった母親は、辛そうに問題を語り、尋ねられた本人の"売り"も答えられず、この問題に打ちひしがれていた。そこで Co は「あなたは悪くないのに、暴れん坊のイライラさんが悪い」と、本人

と問題行動とを分けてとらえることが大切と，まず「外在化」の概念を導入し，華と交代した。

解決志向で始める

「華ちゃんは，ここに来たらどんな話があると思った？　お母さんはどうして行くって？」

「悩みがあるから……」

「それはママの悩み？　華ちゃんの悩み？　二人の悩み？」

「二人の悩み……」

「そうか，二人の悩みなんだ。華ちゃんの悩みはどう聞いたらいいかな？」

「うーんとね，学校がね，行けなくってね……」

「そう……学校に今行けないんだ。そうか……で，どうなっていればいいの？　華ちゃんは」（「解決」について尋ね，学校に行けない理由は不問）

「そこが問題！」

「そうだね，それがわかれば誰も苦労しない（笑）。でも学校は行けたほうがいいのかな？」

「うん，だって獣医さんになるために勉強するから」（早くも未来の解決イメージが出てきた）

「獣医さんになりたいんだ！　動物好きだもんね。獣医さんになるには，学校で勉強しなければってわかっているわけね。それはすごい」

「問題」を分離しニックネームを付ける

「うん，そう。でもなぜか……何かもうわかんないんだよね」。華は急に立ち上がり「もう悔しい！」と，壁をドンドンと叩き続ける（華の衝動的暴力が目の前で起こる）。

「じゃあ，そんな感じで，何かイライラ虫みたいなものが来ちゃう感じ？」

Co は，すかさず「問題の外在化」へと持ち込んだ。華の衝動的暴力も，リソース（今そこにあるもの）として利用する。華の問題に，ニックネームをつけて華と問題を切り離し，問題を安全に扱えるようにする。

華はすぐに席に戻り，姿勢を正して真剣に答え始めた。

「うん。自分は悩みがないのに，なんか悩みがあるって思い出しちゃって……」

「自分は悩みがないのに何かある……。それは何

だろうな？」

「雰囲気がなんかね，気味が悪いんです」

（華はうまくその実態をつかめないようだ）

「悩みがあるって感じになっちゃうのね。それは，イライラ虫とか，悩み虫が入ってくるっていう感じかな。本当は華ちゃんは来てほしくないのに，勝手に入ってきちゃうって感じなの？」Co は丁寧に華と問題を分離し続けた。華は，きっぱり「うん」と答える。

「やっぱり。小学生にわりと多いの。菌っていうと変かな……狂犬病は菌が入って狂暴になる犬の病気でしょ？　人間の狂犬病っていうと変だけど」

（華の獣医志望というリソースに合わせた例えだ）

「狂……人病？」と華は呟き，Co と思わず大笑い。

「悩みがないのに何か悩みがあるみたいって？華ちゃんをいじめて狂わしてやるぞ〜って，そういう悪い虫か菌みたいなものが入ってくるんだよ」

Co はおどろおどろしい声色を使った。

「だから華ちゃんはそいつに絶対負けちゃだめだよ」

（問題に立ち向かえるように華を力づける）

「でも，どうやって勝つのかわからない！」

「問題」を可視化し，生態を調べ，対処を探る

「もし，嫌な虫や菌みたいなものを絵に描いたらどんなものかな？」

Co はお絵描き道具を取ってきた。

「悪魔みたい？　それとも虫歯菌みたいなもの？」

華は，色鉛筆を握り，"悩み菌""暴力菌""怒り菌"を1枚の紙に次々に描いた。

「あ〜，わかる！　そういうのが入ってくるんだよね。来てほしくないのに……」

「これが悩み菌。これが悪さをする暴力菌」

「ああ，暴力菌もいるんだ！」

「暴力菌のほうがすっごく怖いよ！」

（華はここで初めて暴力の問題を表明した）

「暴力菌は怖いな，たしかに。時にはこの３つとも一緒に来ちゃうことがあるの？」

「あるよ。私がここにいるのに，笑っているのに，もう我慢しようと思っているのに！」

華は，赤鉛筆で人の笑顔を描き加え，怒り菌をはじめとした３つの菌から矢印を引き，そこに怒った顔を描いて，菌が進入して笑顔が怒った顔に変貌してしまう様子を示した。

「華ちゃんは全然悪くないね」

「これが悪い！」と，華は菌達を赤鉛筆でつつく。

「どうやったら，この菌を退治できるかだね？」

「うん！」（菌への対策を探る方向へシフト）

「言っとくけど，華ちゃんは全然悪くないよ。ママたちにも勘違いしないように，この３つの菌が悪いって，後でちゃんと言っておくからね」

「これが悪い！」華は再度３つの菌を指差す。

「でも，今，私と話したり，遊んだりしていたでしょう。今はこの菌はいないよね？　笑っている感じのいい華ちゃんが……」

Co は，「例外」や「ユニークな結果」の状況を知ろうとしたが，華は悩み菌を指差して答えた。

「これはあるよ！」

「悩み菌はあるか！　そうだね。今学校行ってないんだから，あるよね」（確かに冒頭，学校に行けないのが悩みと話していた。華は暴力と不登校の問題をちゃんと分けて考えていた。一括りにとらえていたのは Co のほうだった。）

望んでいる解決を聞く

「あのね，もうすぐ林間学校があるのね。それでね，決めるのは今日しかないんだよ」

「華ちゃんは本当はどうなの？　行きたいの？」

「行きたい！　行かないと友だちとの話が進まなくなるから……だけど，もしその遊びだけ行くと，みんなに無視されるかも……」

「なるほど。本当はどうなればいいの？　その日より少し前から行っているのがいいのかな？」

「だけど……」

「行けるかどうかとか，行くべきだとかではなくって，友だちとの話が進まなくなるから，この林間学校には行きたいんだよね？」

（解決志向の質問を重ねて，望む解決を聞く）

「うん。担任の先生も，何回も電話してくれているのに，なかなか行けなくてだめだなあって思うんだけど……。できないんだ。ああ，もう！　こんな奴！　この～！（赤鉛筆で力をこめて菌を塗りつぶす）この～！」

林間学校にも学校にも行く。勉強して獣医さんになる，という望む未来のイメージが，彼女をこの菌たちとの戦いに挑ませていると実感できた。

共同戦線を増強する

「ホントだね。でも，悩み菌はまだいるけど，暴力菌と怒り菌は今はいないじゃない？」

「今はね，出かけているの」

「そう，だからホントは，ずーっと出かけていてくれればいいわけでしょ？　どういうときに戻ってくるの，こいつは」

Co も菌を憎らしげにペンでつついた。

「空から飛んでくるの！」

「空から飛んでくるんだね。遠くに行っていても，いつもどこかにいるんだね。戻ってくるときって，華ちゃんに何が起こってるの？」

（解決志向なら，菌が戻ってくる／悪くなる状態は聞かず，菌が出かけている「例外」の要因を尋ねるのがいいと思える。が，この例外は華の関与が明らかではない「偶発的例外」と見なされるため，成功の責任追及にはつなげにくい。むしろ，すでに華は正体を現した“暴力菌”達に負けまいと必死に戦っている。ここは戦術を共に考えるべく共同戦線に加担するのが筋だ。「外在化」で言えば，問題（菌）の生態調査の続投である）

「悩み菌がすごい悩んでいるときに，何かもう，ア～ッていう感じで（突然席を立って走り回る）。この野郎って言って，暴力菌と怒り菌を探して，つぶしてやろうと思って……それなのに，痛てえ（転んで倒れる）」

「ああ，それであなたの中に入っちゃうわけだ」

「……で，逃げてるの」（華の衝動的パフォーマンスは，ユーモラスでもあり痛々しくもあった）

「そうか。それには家族全員の力が必要だね」

「うん！　どうやってやっつける？」

華は方法論をメモしようと鉛筆を握る。

「みんなの協力が必要だし,本気でやってほしいの。いいかな？ お父さんは帰ってくるの遅い？」

「ママ,嬉しいことに……！」と面接室を飛び出した華と母親に,Coは,菌達をやっつけるために華の絵を利用して家族全員で行う"儀式"を東（1997）を参考に提案し,二人は喜んで同意した。母親には,華に不穏な兆候が出たら,叱らずに抱きしめて,虚空に向けて「怒り菌,あっちへ行け！」と蹴とばすようにと策を授けた。（家族全員が華の味方であると実感できれば"儀式"は何でもいい）

華は,1週間後の面接までに,まったく暴力を振るわなくなり安定した。2回目の面接では,母親は「宝物の華」の話を語るまでになった。悩み菌（不登校）に対処すべく,担任の先生の力を借りることを相談し,華は担任や養護教諭の協力を得て学校に復帰した。Coは,コンサルテーションなどで学校と連携を図ったが,しかし何より華の努力が大きく,林間学校にも参加が叶った。そこには華の近未来（林間学校へ行く）,先の未来（獣医になる）という具体的イメージから,未来の「成就の現実感」が働いていたと感じられた。

担任がおどけて「僕の中にも"怠け菌"がいるから,奥さんにやっつけてもらおうと思う」と言うと,華は「先生,自分で治さなきゃ。私だって自分で治してるよ！」と言い返す場面があった。

約10年後に母親は,暴力菌に対処する術を授かったことで,どれほど楽になれたか,親子で当時のことを懐かしく思い出して話題にすることがあると語った（黒沢（2008）の事例を再構成）。

事例2：倫の「起きられない病」と自傷行為

優等生だった女子高校生の倫は,「起きられない病」により不登校になり,頻回の自傷行為から増薬と入退院を繰り返した。原因が本人にもわからず強い自責の念をもち,医療も認知行動療法も著効はなく,ひきこもっていた。

初回から,解決志向ブリーフセラピーの典型的な進め方（リソース探し,コーピング・クエスチョン,ミラクル・クエスチョン,解決像からスケーリング・クエスチョン,例外の発見と成功の責任追及,コンプリメント,小さな違いを行う提案など,2回目以降は,うまくいっていることを広げることが基本）を行い,月1回ペースの面接計5回で,減薬も進み,成人式へ参加できるなど,十分な回復に至った。6回目では,回復をよく思わず自分をいじめてくる奴が自分の中にいると言い出した。そこで,"そいつ"をアニメキャラにしてイラストを描いてくることになった。

その後の計5回の面接は,いわば「外在化」祭りであった。"いじわる倫"のイラストと生態調査,対処の話題で盛り上がり,倫は,描いてみて「こいつだったのか！ 怖いものやモヤモヤしたものではなく,実態がわかると対処しやすい」と述べた。さらに実は"いい子ちゃん倫"（過剰適応）もいると気づき,それも同様にイラストにし生態と対処を話し合った。さらに,両者の絡みのイラストまで描いた。今まで"いい子ちゃん倫"には全く気づかず,こじらされていた。やっと正体を知れたが,結局両者ともまぬけで憎めない奴らだと気づき,両者の悪循環の戦いは終わりをつげた。

倫は,本当の自我が芽生えたと言い,外国にホームステイも果たした。その後,大学に同級生からはかなり遅れて進学し,現在は専門職に就き活躍している（黒沢,2015）。

Ⅳ まとめ

筆者は,思春期や青年期の人々,また自身の職域である学校・教育場面やそこでの関係者へのコンサルテーション,協働的なチーム援助にも,解決志向ブリーフセラピーと問題の外在化をブレンドして用いることが多い。

暴力や不登校などの身体化・行動化,また家族や学校の「巻き込まれ」や悪循環が特徴となりやすい若い人達の臨床と家族や周囲への支援において,事例の華や倫の回復と成長が教えてくれるように,役に立ったのは,問題から自由になり,未来を信じる希望がつくられ,それぞれの主体性が

獲得されることによって，自分自身や周囲との良循環が生み出されたことであろう。

　華や倫の事例にも共通することであるが，筆者は，視覚化とユーモアを大切にしている。擬人化された「問題"そいつ"」や「解決／未来（の光景）」を絵などに描いて視覚化することは，客体化と現実感を促進する。その姿を見ることから，ユーモアも生まれ，対応の検討や「解決」に向けた対話がうまく進む。

　事例を振り返ってみて，人が悩み，戦う姿は必ずしも悲惨ではなく，懸命に希望をつくろうとする愛おしい姿でもあると感じる。この仕事は，（問題の鎖を解き放ち）希望をつくる対話を生みだすことだともあらためて思う。

文　献

Chang, J.（1998）Children's stories, children's solutions: Social constructionist therapy for children and their families. In: Hoyt, M. (Ed.): *The Handbook of Constructive Therapies: Innovative Approaches from Leading Practitioners*. Jossey-Bass, pp.251-275.（児島達美監訳（2006）構成主義的心理療法ハンドブック．金剛出版．）

Chang, J. & Phillips, M.（1993）Michael White and Steve de Shazer: New directions in family therapy. In: Gilligan, S. G. & Price, R. (Eds.): *Therapeutic Conversations*. W. W. Norton, pp.95-135.（森俊夫・瀬戸屋雄太郎訳（2002）家族療法の新しい方向性—マイケル・ホワイト＋スティーブ・ドゥ・シェイザー．現代思想，30(4); 84-112.）

de Jong, P. & Berg, I. K.（2013）*Interviewing for Solutions, 4th Ed.* Brooks/Cole.（桐田弘江・住谷祐子・玉真慎子訳（2016）解決のための面接技法，第4版—ソリューション・フォーカストアプローチの手引き．金剛出版．）

de Shazer, S.（1985）*Keys to Solution in Brief Therapy*. W. W. Norton.（小野直弘訳（1994）短期療法—解決の鍵．誠信書房．）

Franklin, C., Terry, S., Terpper, E. E., McCollum, E. E. & Wallace, J. G. (Eds)（2012）*Solution-Focused Brief Therapy: A Handbook of Evidence-Based Practice*. Oxford University Press.（長谷川啓三・生田倫子・日本ブリーフセラピー協会訳（2013）解決志向ブリーフセラピーハンドブック—エビデンスに基づく研究と実践．金剛出版．）

東豊（1997）セラピストの技法．日本評論社．

伊藤弥生（2022）未来のポジションから考える思春期へのブリーフ的支援．In：黒沢幸子・赤津玲子・木場律志編：思春期のブリーフセラピー—こころとからだの心理療法．日本評論社，pp.184-198.

黒沢幸子（2002）指導援助に役立つスクールカウンセリング・ワークブック．金子書房．

黒沢幸子（2008）タイムマシン心理療法：未来・解決志向のブリーフセラピー．日本評論社．

黒沢幸子（2015）やさしい思春期臨床—子と親を活かすレッスン．金剛出版．

黒沢幸子（2022）未来・解決志向ブリーフセラピーへの招待．日本評論社．

森俊夫（2001）ナラティヴ・セラピー—問題の外在化．こころの臨床à・la・carte，20(1); 45-49.

森俊夫（2015）ブリーフセラピーの極意．ほんの森出版．

森俊夫・黒沢幸子（2002）〈森・黒沢のワークショップで学ぶ〉解決志向ブリーフセラピー．ほんの森出版．

O'Hanlon, W. H.（1987）*Taproots: Underlying Principles of Milton Erickson's Therapy and Hypnosis*. W. W. Norton & Company.（森俊夫・菊池安希子訳（1995）ミルトン・エリクソン入門．金剛出版．）

White, M. & Epston, D.（1990）*Narrative Means to Therapeutic Ends*. Norton.（小森康永訳（1992）物語としての家族．金剛出版．）

ナラティヴ・セラピーを用いた保護者支援

——二円法による学校場面での連携事例

綾城初穂 *

* 駒沢女子大学人間総合学群心理学類

I　二円法ができるまで

　「人が問題ではない。問題が問題だ」。大学院でこの標語を初めて目にした時，こだわりの居酒屋のトイレに貼ってある店主直筆のポエムみたいだなと思ったのをよく覚えている。青年期を過ぎようとしてもなお斜に構えることがカッコいいという信念を捨てられなかった私が，にもかかわらずナラティヴ・セラピーとかかわるようになったのは，研究留学した先の指導教官がたまたまナラティヴ・セラピストの John Winslade 博士で，英語が分からずひきこもってばかりで業績が増えない日々に焦り彼の本の翻訳に取り組んだためである。きわめて利己的な事情だったので，この標語が確かに有用だと感じたのは，その後しばらくして，翻訳した方法を教育現場に導入する実践や研究をするようになってからだった。

　その実践研究の中でも，ナラティヴ・セラピーを体感的に理解するのに特に役立ったのが，修復会議（Restorative Practices Developmental Team, 2004; Winslade & Williams, 2012）であった。これは，深刻な被害を受けた児童生徒と加害側の児童生徒との関係者を交えた話し合いを，ナラティヴ・セラピーと修復的正義の理念を軸に進める方法である。念入りな下準備が必要なので，退学がかかわるなど深刻な事態での利用が推奨されているのだが，この中で用いる2つの円による意見のまとめ方がナラティヴ・セラピー的に話し合うのに便利だったので，私は教職員への研修を依頼さ

れた時などに，そこだけ借用することがあった。

　そうした研修でかかわったある中学校から，教員に対するコンサルテーションの依頼があり，物は試しにと借用版を使ってみたところ，期待以上の成果があった（Ayashiro, 2021）。そこで私は二円法という名前でこの手法を呼ぶことにして，その後も時おり実践場面で使うようになった。これから紹介する保護者支援の事例もその実践の一つである[注1]。

II　実践事例

1．実践の経緯

　小学5年生の女児Aへの接し方に長年悩んできた保護者から，家庭での対応について私と相談したいと要請があった。私はナラティヴ・セラピーの実践研究でこの学校にお邪魔していた学外の人間であったが，学校もAの自尊心の低さを以前から気にしていたこともあり快諾してくれ，教職員も交えた話し合いの機会を持つことになった。当日は，ファシリテーターである私とAの保護者である父親と祖母に加え，Aの担任，スクールカウンセラー（以下，SC），そして私をこの学校に紹介してくれたAの通級指導教室の担当教諭（以下，

注1）Aさんや Aさんの保護者，教職員および管理職の先生方，そして本手法を含むナラティヴ・セラピーについてアドバイスをくださった John Winslade 博士と Michael Williams 氏に深くお礼申し上げます。皆さんがいなければ，私は実践も研究もできませんでした。

通級Ｔ）も参加してくれた。

二円法では，参加者の語りを聞いて問題ストーリーの円とそれとは異なるストーリーの円を作成した後，解決プランを考える。そのため，円やプランの板書が必要になるが，実施場所となった校内の相談室にはあいにく適当なものがなかったので，通級Ｔが壁に模造紙を貼って即席のホワイトボードを作ってくれた。実施時間は全部で２時間であった（担任は校務があり途中退席した）。

２．具体的な実践

以下では，事例に沿いつつ，７段階に分けて手続きを説明する。基本的に Winslade と Williams（2012）に従っているが，文化の違いやこの実践が修復的実践ではないこともあって，修復会議で使ういくつかの段階は省略された。なお，本実践は参加者の許可のもと録音されており，「」内は実際の発言である。

①傾聴

私は簡単に挨拶をしてから，Ａの父親と祖母に，Ａについて大変に感じていることを尋ねた。二人は「身の回りのことができない」，同年代との対人関係が一方通行気味である，祖母に暴言を吐き言葉遣いが悪い，などいろいろと挙げてくれた。また，数年前から登校渋りや「自傷」行為が始まり，心配になって受診した病院で自閉スペクトラム症の診断を受け，通院を続けていることも話された。父親は，ひとり親なのでＡが自分に嫌われるのを避け，結果的に欲求不満を祖母に向けていると思うとも述べた。祖母も同意し，自分に「ママ友」がいないので子ども同士のつながりが弱く，疎外感を感じるＡが「ストレス」を自分に「ぶつける」と説明してくれた。

途中，祖母から，Ａが大人でも敵わないような知識を持っているという話が出た。担任も同意し，特別授業の外部講師と高校の履修内容に踏み込むような専門的な会話をしたことや，そういう時にＡがクラスでとても「生き生き」することを話した。しかし，祖母はＡの知識の卓越さを認めながらも「偏っている」とも述べ，さらに「先生方に

『褒めなきゃだめだ』って教育されてるんで（笑），褒めるんだけども，わざとらしい（と本人は感じる）みたいなんです」と対応の難しさを強調した。父親も，Ａに認めてほしいという思いがあることに理解を示しつつも，映像記憶のできる「特殊な子」で，「単調なことや興味がないこと」には「集中力が続かない」と述べた。

このように二人の語りは問題のしみ込んだストーリー（以下，問題ストーリー）が支配的であった。私は，傾聴しつつ，さまざまな可能性を聞き取ろうとするダブル・リスニングを意識して，問題ストーリーに一致しないエピソードをメモに残した。ただし，この段階ではこうした矛盾や例外を見つけても強調しない方が良い。なぜなら，担任が評価したＡの知識力を，祖母や父親は「偏っている」「特殊」と判断したように，それらは支配的ストーリーの前では霞むからである。また，この段階での矛盾や例外の強調は，語り手が伝えたいストーリーに反するので，共感ではなく否定のメッセージを伝達しかねない。Ａを問題化するストーリーが父親や祖母の生きてきた現実であるのは間違いない。そのため，矛盾や例外の安易な強調は，それを生きる二人の否定につながるおそれがある。

②要約の可視化

二人の話を聞いた後，私は二人に"円を描いて考えていきたい"と言って模造紙の左半分に円を描き，円内に語りの要約を書き入れた（図左円）。要約を書き出すと，語りが可視化されて参加者間の共有が容易になる。また，円を共同注視するので，何となく協働的な雰囲気も生まれる。それに，ファシリテーターの要約が間違った場合に，円を指さして指摘できるので，対面のみのやりとりよりも参加者が訂正を言い出しやすい気もしている。

この段階で特に大事なのは，できるだけ語り手の言葉を使って要約することである。その方が，専門家（この場合は私）の言葉を特権化する危険を避けられるし（Monk et al., 1997），語り手の経験に敬意を表していることも伝えられる（Winslade & Williams, 2012）。時間をかけて語りに耳を傾

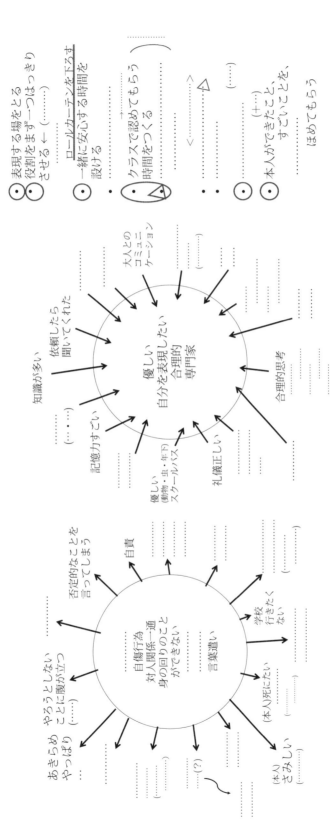

図1 二円法による2つの円とプラン（個人情報保護のため、文中に言及のない記述は「…」を使い省略した）

け，それを語り手の言葉を使って要約すると，語り手が経験してきた苦しみの歴史を承認するのにとても役立つ。特に，連携には複数の参加者がいるので，こうした承認の絶好の機会になるだろう。この意味で二円法は，参加者に語り手の人生の物語を聞く聴衆（White, 2007）になってもらう上でも有益なように思う。

③問題の影響のマッピング

私は問題ストーリーの尊重が鍵と感じているので，二円法の実践時間の半分は傾聴と要約に割く。とはいえ，要約をしながら問題を象徴する円も作っているので，この段階までにすでに人と問題を切り離す外在化も緩やかに進行している。問題の外在化はナラティヴ・セラピーのスピリットの詰まった会話法であるが，国重（2013）が述べるように，「普通ではない」言葉遣いのため，実践する側に「それなりの努力と勇気，そして慣れが必要」（p.25）になる。次段落で例示するように，二円法は "円" を指しながら質問できるので，外在化の会話に不慣れな場合でも使いやすいと思う。

私は円を指さして，「こういうことがあることでどんな影響を受けますか？」と，父親と祖母に尋ねた。二人は，「やっぱりね」と諦めた気持ちになる，何もやらず「腹が立つ」などを挙げてくれた。次に私は，Ａも「否定的な影響を受けている気がする」と述べ，「対人関係で一方通行」になるとさみしさを感じるのではと具体的な推測を交えて尋ねた。二人は私の推測に同意し，「さみしさ」以外に「死にたい」という思いになることや登校を渋ることなどの影響を挙げてくれた。私は二人から語られたことを簡単にまとめて円の周りに書き，円からその記述に向けて線を引いた。

問題の影響を取り上げる実践は，影響のマッピングや影響相対化質問法（White & Epston, 1990）と呼ばれ，問題との関係を意識する上で有益である。一方で，Ａを問題化するストーリーの支配下では，問題から被る影響を聞くことでＡへの非難が高まるおそれもある。しかし，Ａもまた否定的影響を被っていると示せると，その事態を回避できる。

さらに，問題の影響について語り合うと外在化自体も深まる。例えば，祖母はこの段階で質問に答える中で，先に話題になったＡを褒めるという問題含みの対応に再度触れ，褒めることは「頭にインプット」されているが，「だいぶ耐えて」いるもののそれでもＡに否定的なことを言ってしまい，自責の念にとらわれると話してくれた。この語りにおいて，祖母は（おそらくこれまで暗黙に位置付けられていた）否定的なことを言う褒めない存在ではなく，不本意にも否定的なことを言ってしまい苦しんでいる存在として，問題から切り離されている。

④カウンター・ストーリーを集める

次に私は，解決を考えるために "今の円とは全く違うＡ" あるいは "関係しているけれども少し違う部分のあるＡ" について聞きたいと二人に伝えた。とはいえ，問題ストーリーを話した直後に，それとは違うカウンター・ストーリー[注2]を語るのは難しい。ここで助けになるのが，これまでダブル・リスニングで聞き取ってきた問題ストーリーの例外や矛盾である。私は，模造紙の右側にもう一つ円を描いて，Ａの知識が多いことや大人と高度なコミュニケーションができることに触れ，それらを円の周りに記述した。そして改めて二人に尋ねると，すぐに父親が，年下や虫など「自分より小さいものには優しい」と述べた。さらに詳しく尋ねると，Ａが幼稚園生の頃，ある年下の園児の面倒をよく見ていて，卒園式で両親からお礼を言われたというエピソードが語られた。祖母も思い出したように頷きながら聞いていた。

父親の語りと祖母の頷きには，ユニーク・アウトカム（White & Epston, 1990）が表現されている。しかし，「優しいというのは良いところのひとつですね」と私が述べると，父親は同意しつつも，「自分が優位に立てるっていうのもあるでしょうけども（笑）」と付け加えた。次に祖母にも話を振ったが，やはりなかなか浮かばないようであった。

注2）オルタナティヴ・ストーリーや従属的ストーリーとも呼べるが，ここでは Winslade と Williams（2012）にならい，カウンター・ストーリーと呼ぶ。

注目に値する語りが出てきたからと言って，すぐにカウンター・ストーリーが発展するわけではない。だからこそ支配的（ドミナント）ストーリーなのである。

　この支配に共に緩やかな反旗を翻してくれるのが，他の参加者である。私は参加する教職員たちに，この段階でポジティブなAの様子やエピソードを挙げてほしいと事前に頼んでいた。SCに話を振ると，彼女は早速「礼儀が正しい」と言って，最近のエピソードを挙げてくれた。祖母が驚く顔を見せたので，私が「驚きですか？」と尋ねると，祖母は「薄々分かってたんです」と答えた。この表現は味わい深い。支配的ストーリーの前で霞んでいたAのオルタナティヴな姿が，SCの語りを通して明確に意識されたように聞こえるからである。White（2007）はVygotskyの最近接発達領域の概念を引いて，なじみのあるストーリーと知る可能性があるストーリーとの間の足場作りがセラピーの仕事の一つであると述べているが，SCの発言はこの足場作りそのものと言える。この後も，依頼をしっかり聞いてくれる（通級T），合理的に考える（SC）など，教職員からカウンター・ストーリーのかけらが次々に話されると，父親からも，好きなことに高い集中力やスキルを発揮するというAの側面が語られた。カウンター・ストーリーが優勢（ドミナント）になれば，その分それに沿う語りも引き出されやすくなる。このように，参加者の多声性を活用した足場作りは二円法の意義の一つである（Ayashiro, 2021）。

　カウンター・ストーリーのかけらを円の周りに書いたら，今度は左円の時とは反対に，記述から円に向けて線を伸ばす注3)。これについて，John Winslade博士から「良いものは内在化する」と説明してもらったことがある。私の英語力の拙さから平易に表現してくれた気もするが，しかしこのシンプルな説明には，ナラティヴ・セラピーの複雑さが表れている。当然ながら，外在化が最善な

わけでも内在化がダメなわけでもない。重要なのは，クライエントを問題化するまいという支援者の姿勢や言葉遣いである。

⑤カウンター・ストーリーの名前付け

　次に，集まったカウンター・ストーリーのかけらを一つの現実にしていく。私は右円周辺の記述を指さしながら，ここにはAの良いところが表れているように思うが，それを「一言」で表すとどう言えそうかと父親と祖母に尋ねた。こうして例外や矛盾に名前を付けることで，断片に過ぎなかったものが一つのまとまりになり，左円に比肩する確かな現実として正当性を帯びる。

　なおWinsladeとWilliams（2012）はこの段階で，名前を付けるよう参加者に依頼するのだが，私は"名前"という言い回しが，日本で実践する際にどうも伝わりにくいと感じていた。ある研修の折に参加者から「一言」と言ってはどうかと有益な提案を受け，以来そう表現することにしている。確かにこの方が伝わりやすい。

　とはいえ，それでも伝わりにくいかもしれないという心配もあって，私は「優しい」という表現例も出した。父親は私の案に同意した後，Aの一側面を「自分を表現したい」とも名付けてくれた。祖母もこれに合意した。その後，参加者と協議して「合理的」「専門家」という名前も採用された。

⑥エージェンシーの確認

　ここまでのところで，Aに関して2つの対照的なストーリーが模造紙に描かれていることになる（図参照）。ここからはカウンター・ストーリー（図右円）に焦点を当てて進めるわけだが，ここは注意が必要である。解決に向かうと決めて前に進むのは，当事者だからである。当事者の選択・実行する力はエージェンシーと呼ばれるが（Burr, 2015），解決に向かいたくなるこの段階ではこれを特に意識する必要がある。

　私は，"Which one would you like to be the story that everyone knows about you?"（Winslade & Williams, 2012, p.93）　や"Which one of these stories would you prefer everyone here to know about you in future?　Which one do you like

---

注3) 私は，円と記述の関係を強調するために，伸ばす線は矢印にしている。

best?"（Restorative Practices Developmental Team, 2004, p.28）といった質問例を参考に，どちらの円が「好きか」と父親と祖母に尋ねた。これに対し，父親は次のように述べた。

　　好きか嫌いかというよりも，接している時間は圧倒的に左が多いので。…（中略）…こちら（左円）の彼女（A）をなんとかこちら（右円）側に，なんとかシェアを多くしたいという望みはあるんですけれども，こちらの彼女にしか我々はあまり接してないので。

　右円のAになってほしい思いはもちろんあるが，現実に接するAは左円の方であって，単なる好き嫌いで評価を求められても困る。こうした発言からは，私の質問が父親や祖母の経験から遠く離れた不適切なものであったことがうかがえる。そこで私は父親の表現を借りて，どちらを「望むか」と改めて尋ねた。すると，父親は「それは当然，右です」とはっきり答えてくれた。祖母も同意した。

　このやりとりを踏まえると，エージェンシーにかかわる質問では，「心がひかれる」といった直感の強調される"好き"よりも，「自分としてはこうしたい」といった意志に関わる意味合いのある"望む"を使う方が，適切かもしれない（『デジタル大辞泉』n.d.）。実際，Restorative Practices Developmental Team（2004）の質問にもあるように，ナラティヴ・セラピーではクライエントが良いと思うストーリーをしばしば prefer で表現するが，この prefer には，他と比べて良いものを選択するという行為主体的なニュアンスがある（Oxford University Press, n.d.）[注4]。

⑦解決プランの検討

　問題解決へのエージェンシーを確認したら，カウンター・ストーリーを広げるためにどういった支援ができるかを協議する。実行可能性を考えると創造的なアイデアが出にくくなるので，一通りアイデアを出してから，プラン実施者を誰にする

かも含めて吟味する。

　こうした手続きは，連携では特に重要だろう。立場の異なる者同士が話し合うと，お互いの事情が見えずに無理な提案がなされて，結果的に連携が対立になりかねない。「先生方に『褒めなきゃだめだ』って教育されてるんで（笑）」という先に挙げた祖母の表現には，そうした連携の難しさが端的に表れている。

　対立の危険は二円法では生じにくい。例えば，Aが自宅や学校で率先して担える役割を作るというプランが教職員から提案された際，父親も祖母もこれまでAにいろいろと頼んでも約束は反故にされてきたと述べ，最初は難色を示した。しかし，話し合う中で，しばらくじっと考えていた父親が，「ロールカーテンを閉める」役割を思い付いた。それを聞いた祖母も，Aの日常を振り返って確かにそれならできそうだと同意した。困難に思えたプランを積極的に検討できたのは，参加者間に協働関係が構築されていたからであろう。ここまでの過程で，教職員は二人の事情を共感的に理解していたし，父親や祖母にしても，教職員が自分たちの語りに耳を傾けてくれたことを目にしている。背景を知って尊重してくれる相手との間で協力的かつ現実的な検討が進むのも当然であろう。

　建設的な協議は，Aを褒めるという問題含みのプランを検討する段でも観察された。すでに父親や祖母が褒めてもAがわざとらしく感じることは共有されていた。そのため私は，誰か他に身近に頼れる人はいそうかと参加者に尋ねた。するとSCが，Aが最近よく「いとこの話」をすると述べた。そこで，いとこに頼んで電話越しにAを褒めてもらうというプランの実行可能性について私が尋ねると，祖母は「そんなに難しくないですよ」と事もなげに述べた。この案が実行されたかはフォローアップ不足で把握できていないが，これまで何度も提案されてきたが実施困難で，対立の火種にすらなりかねなかった"褒める"プランが，間接的な形であれ，すんなり採用された意義は小さくないように思う。

　最終的に当初の10案から，クラスの中で認め

注4）ただし，英語の質問例でも心がひかれるという意味合いのある like（Oxford University Press, n.d.）も使われているので，時と場合によるのかもしれない。

られる活動の時間を作る，家の中で安心して一緒に過ごす時間を作るなどの7案が採用された（図右端の○が付いたもの）。必要があれば2カ月後のフォローアップでプランを変更することを全員で確認し，会議は終了した。

⑧二円法の実施後

その後，しばし菓子やコーヒーとともに父親や祖母と談笑の時間を持った[注5]。二人からは「自分が知らない一面」を「再確認」できた（父親），「文字にしてみると，ああ，こういうこともあったのかと」思った（祖母）といった感想が聞かれた。父親は円を写真におさめた。

実践の2カ月後に再び二人に会った際，Aが文句を言いながらもロールカーテンをおろすようになったという報告が聞かれた。また，通級TもAが前よりも明らかに前向きになったと感じていた。しかし，父親も祖母もロールカーテン以外の変化は特に感じておらず，教職員の話によればAも家族の対応に変化を感じていないようであった。そのため，二円法がどの程度効果があったかは定かではない。ただし，父親も祖母もまた私と話したいと言ってくれ，再びAについて教職員を交えた話し合いを持つことができた。その際には前回あまり話し合えなかった自傷や希死念慮についても検討され，新たなプランが作られた。ここで作られたプランはその後の家庭－学校の連携でも参照されて役立っていると，後に教職員から報告があった。

Ⅲ　二円法の魅力と課題

いくつか実践してきて，私はナラティヴ・セラピー的な話し合いを行う上で二円法が有益であると感じている。あまり違和感なく外在化的に会話できるし，話し合いの過程も目に見えやすい。プラン作成を含めて2時間というのも現場の許容範囲内だろう。12年ぶりに改訂された『生徒指導提要』では，協働や連携が中心的なコンセプトの一つとなっており（文部科学省，2022），その点でも二円法は利用価値が高いと思う。

ただ，私が最も気に入っているのは，問題ストーリーを消さずに残せるところにある。先にも触れたように，問題ストーリーは解決を遠ざけるものかもしれないが，語り手の現実でもあって，尊重に値するものでもある。仮に苦しみの歴史が過去のものになったとしても，記念碑にするぐらいの丁重さで接したい。「問題が問題だ」をまっすぐ受け入れられなかった私にとって，修復会議の図の描き方には偏屈な気持ちをくすぐる魅力があった。

私が目下悩んでいるのが，二円法に子どもを包摂するか否かという課題である。本実践では，話し合いが終わった頃にAが部屋にやってきた。Aは保護者や教職員が自分のことを話し合っているのは知っていた。それでも，円やプランのかかれた模造紙（特に左円）は，本人が見たら気分を害するだろうと，Aが入室する前にしまわれた。これはAへの配慮とも言えるが，連携プロセスからの排除でもある[注6]。教職員や家族の支援を中心に考えるならば仕方ないのか。しかし，本人のことなのに本人不在で話が進むのは子どもの権利を認めていないのではないか。「人が問題ではない」のスピリットに沿ってどう考えるべきか，壮年期も終盤になってようやく斜めの姿勢を正しはじめて悩んではいるが，まだ答えは見つけられていない。ポエジーな発想が必要だという気はしている。

追記：本研究は，参加者と当該校から許可を得た上で，著者が所属する研究機関の倫理委員会による審査とJSPS科研費 JP17K13934，20K14232 の助成を受けて実施された。

文　献

Ayashiro, H.（2021）A case study of a consultation using the two-circles method with a junior-high school teacher. *Japanese Psychological Research*, 63(4);

注5）修復会議では，修復過程を肯定的に儀式化できる意義などから，会議後にお茶の時間を持つ。二円法でも参加者の肯定的なつながりに有益であり，コロナウイルス感染症の影響下では難しくもあるが，できれば実施したい。

注6）実はある研究会で参加者に指摘されるまで無自覚であった。

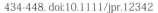

434-448. doi:10.1111/jpr.12342

Burr, V.（2015）*Social Constructionism, 3rd ed.* London; Routgledge.（田中一彦・大橋靖史訳（2018）ソーシャル・コンストラクショニズム—ディスコース・主体性・身体性. 川島書店.）

デジタル大辞泉（n.d.）: 好き・望む. https://japanknowledge.com/library/（2022年10月5日取得）

国重浩一（2013）ナラティヴ・セラピーの会話術—ディスコースとエイジェンシーという視点. 金子書房.

文部科学省（2022）生徒指導提要（改訂版）. https://www.mext.go.jp/a_menu/shotou/seitoshidou/1404008_00001.htm（2022年12月16日取得）

Monk, G., Winslade, J., Crocket. K., & Epston, D. (Eds.)（1997）*Narrative Therapy in Practice: The Archaeology of Hope.* Chichester; John Wiley & Sons.（国重浩一・バーナード紫訳（2008）ナラティヴ・アプローチの理論から実践まで—希望を掘り当てる考古学. 北大路書房.）

Oxford University Press (n.d.): prefer (verb), like (verb). In: Oxford Advanced Learner's Dictionary. https://www.oxfordlearnersdictionaries.com/（2022年10月5日取得）

Restorative Practices Developmental Team（2004）*Restorative Practices in Schools: A Resource.* Hamilton, New Zealand; School of Education, University of Waikato.

White, M.（2007）*Maps of Narrative Practice.* New York; Norton.（小森康永・奥野光訳（2009）ナラティヴ実践地図. 金剛出版.）

White, M. & Epston, D.（1990）*Narrative Means to Therapeutic Ends.* Dulwich Center Publications.（小森康永訳（2017）物語としての家族［新訳版］. 金剛出版.）

Winslade, J. & Williams, M.（2012）*Safe and Peaceful Schools: Addressing Conflict and Eliminating Violence.* Thousand Oaks, CA; Corwin.（綾城初穂訳（2016）いじめ・暴力に向き合う学校づくり—対立を修復し，学びに変えるナラティヴ・アプローチ. 新曜社.）

倫理を問い直す実践としてのナラティヴ・セラピー

横山克貴 *

* 東京大学大学院教育学研究科／ナラティヴ実践協働研究センター

はじめに

　ナラティヴ・セラピーとは何か，ということが説明される際，テクニックや技術以上に，その姿勢や態度が強調されることが多い。例えば，「ナラティヴ・セラピーは，カウンセリングとコミュニティー・ワークにおいて，相手に敬意を払いつつ非難することのないアプローチとなることを自らに課しています」(Morgan, 2003/2000, p.11)，「『ナラティヴ・アプローチの実践』というのは，相手に敬意を払いつつカウンセリングをしていくということである」(Drewery & Winslade, 2008/1997, p.27) などである。ここで，本稿のテーマでもある「倫理」という言葉について考えたい。倫理について辞書的な定義を調べてみると，「善悪の基準になるもの」「人が行動する際，規範となるもの」といった意味が記されている。「何が善くて，何が悪いか」という規範的なレベルで，人々の行動の指針となるものを指していると言えるだろう。「人の悪口を言わない」「困っている人に声をかける」「反戦を訴える」といった行動と同様，「相手に敬意を払う」という姿勢もまた，「何が善くて，何が悪いか」という「倫理」の次元と関係するように思われる。一般的に，特定の心理療法やアプローチの説明は，「人の感情にフォーカスをあてる」「認知理論に基づいた治療」「家族という視点から問題と治療を考える」など，焦点を当てる心理学的側面や理論，その中身について述べられること

が多いだろう中で，ナラティヴ・セラピーのこの言明は独特な響きを持つ。

　「相手に敬意を払う」ことは，対人援助において当然と受け取られる言葉かもしれない。実際，私が資格として持つ臨床心理士をはじめ，対人援助の資格や団体の倫理綱領を調べると，「基本的人権の尊重」や「人々の尊厳」についての文言が書かれている。それは，この社会で広く共有される倫理，社会規範とさえ見なされるかもしれない。ただし，「どのようにしたら，相手に敬意を払うことになるのか？」と改めて考えたとき，簡潔に迷いなく答えられる人は少ないのではないだろうか。善悪の基準も，規範も，時代や文化，状況といった具体的な文脈に応じて変化するもので，「こうすれば敬意を払ったことになる」といった普遍的回答があるわけではない。

　「敬意を払う」という姿勢をその根幹の説明に置くように，ナラティヴ・セラピーには，対人援助の実践における「倫理」を問い直し，また問い直し続けようとする志向性があるように思われる。少なくとも，私は，マイケル・ホワイトやディヴィッド・エプストン，それに連なる実践者たちが書き，語る言葉の中に，このような倫理的な問いに「真剣に」向き合い，それを広範な実践文化と照らして考え，同時に，一人ひとりの人と関わる実際の実践の文脈の中で問い直し，実践を形作ろうとしてきた姿勢を感じる。本稿では，倫理を問い直すという切り口から，ナラティヴ・セラピー

の実践について考察していきたい。

外在化実践における姿勢と態度の強調

ナラティヴ・セラピーの実践として，もっともよく知られる「外在化」から考え始めてみたい。ラッセルとケアリー（2006/2004）は「外在化実践の目的は，人々が自分と問題は同じではないということを理解できるようにすること」と述べ，「人々が自分たちを記述するのに使っている形容詞（「私はうつっぽいんです」）を名詞に変えて（「このうつは，あなたにどのくらいの期間影響を及ぼしているのですか？」とか「うつは，あなた自身について何を言ってきますか？」）」といった言葉遣いの会話に人々を招き入れたり，「問題を擬人化」して考えるよう誘うような実践が行われると述べている（p.17）。

この外在化の実践でも，その前提となる「考え方」や「姿勢」が強調されることが多い。「それは単なる技法ないし技術ではなく，会話における態度や方向性なのです」（Morgan, 2003/2000, p.34），「外在化が『言語学的技法』以上のものであることに注意することも，大切です」（Russel & Carey, 2006/2004, p.17），時には「外在化は，ポスト構造主義的な前提の枠組みで使用されないのであれば，その価値は限られたものになります。外在化する会話の重要なポイントは，問題が人の一部であるとか，本人の内部に存在するとか，あるいは本人の固定的な性格の一要素とされるものであるとか，何であれそれが病理的なものであるという概念から脱却するためにその人を支援するということです。セラピスト自身がそのような思考法から脱却していないのであれば，外在化には意味がなく，害となる可能性さえあり得ます」（Payne, 2006）とさえ述べられることもある。外在化実践は，一見すると，独特の言葉遣いや，風変わりなアイデアとして目を引くかもしれない。しかしそこには，その土台となる，心理療法文化の伝統的な前提を問い直すような考察が綿密に行われている。

人を問題と見なす内在化言説

外在化の実践の土台となる考えは，「人も人間関係も問題ではない。むしろ問題が問題となる」（White & Epston, 2017/1990, p.55）という言葉で表現される。この言葉の意味を理解するには，その逆の「人が問題とされる」考え方がどのようなものかについての考察を辿る必要がある。ラッセルとケアリー（2006/2004）は，次のように述べている――「人々がセラピストに援助を求めてくる頃には，彼らは，自分たちにどこか悪いところがある，つまり自分たち，ないし自分たちに関する何かが問題をはらんでいるのだと信じるようになっているものです。問題が『内在化』されているわけです」（p.16）。こうした「内在化」は，伝統的な心理学や精神医学が持つ，個人主義的，本質主義的な見方（あるいは，その土台としての近代西欧的な視点）において，広く前提となってきた（Paré, 2021/2013）。

例えば，精神医学や心理学におけるさまざまな分類や用語は，個々人の内部に備わっている要素を，専門の知識や方法で把握し，外的基準を据えながら普遍的な形でそれを記述しようとしてきた。この文脈においては，人々が抱える「問題」は，その人に内在する何か，例えば「性格」「無意識の葛藤」「不適応的な認知」「感情制御」「精神障害」等々に結び付けられる。実際，この文脈では，「○○障害」といった診断や，さまざまな「心理学的な特徴や傾向」が人々に帰属させられる。こうした考え方や言葉は，専門的なコミュニティや文脈だけでなく，今や日常的な言語の中にも幅広く普及している。

このように，その人に起こっている事象，悩みや困難を，人の心理学的性質に還元して理解するのが「内在化」の言説である。さて，この見方を採用することは，「人に敬意を払う」ことになるだろうか？　この見方が「普遍的な正しさ」を持つのであれば，正しさという点では正当化されるかもしれない。しかし，そもそもそうでさえないとしたらどうだろうか。

社会文化的な視点を取り込む

ナラティヴ・セラピーでは，この内在化言説の見方が普遍的に正しいわけではなく，その影響という点では，人々が一人ひとり持つ経験や人生の見方の固有性，多様性を周縁化する結果を引き起こすと考察する。例えば，文化を超えて人に普遍的な性質を記述しようとする個人主義的傾向は，人々がそれぞれに固有の文化の中に生き，その影響を受けていることをあまり考慮に入れてこなかった（Paré, 2021/2013）。

ナラティヴ・セラピーでは，社会的，文化的，政治的な「言説／ディスコース」の影響に注意深くあろうとする。私たちの振る舞いはどうあるべきか，人生において何が成功で何が失敗か，何が認められ，あるいは認められないか，そうした特定の時代，社会，文化，さまざまな次元のコミュニティに固有の多様なディスコースは，その内にいる人々が自身の人生や経験をどう理解するかに影響を与える。例えば，拒食に関する行動や考えは，特定の文化圏における「理想の体型」や「ジェンダー」に関するディスコースと関連するだろうし，子どもや大人が「不登校」という状況から受けとる深刻さの度合いは，その社会が「不登校」に置く意味や価値の言説に影響を受ける。

また，より直接的にも，人々の置かれる社会的状況や，その社会が抱える「社会的課題」といった「社会的なもの」は，人々の苦悩や困難と関係する。イタリアの精神保健改革を行ったバザーリア（2017/2000）が，精神病は貧困と関わる問題であるとはっきり述べたように，ホワイト（2012/2011）が，「人生の物質的および社会的条件（経済的不利益と不公平な社会設備を含む），ローカルな文化における権力関係（ジェンダー，人種，社会階級，異性愛主義に関わる）」（p.8）をセラピーに「取り込む」要素として明確に挙げたように，人々が抱く苦悩や困難は，この社会の実際的な課題や問題と無関係ではない。そのように考えた時，ある人の経験する困難や苦悩を，ただその人の心理学的要素に還元する視点や関わりは，

果たして正当なもの，「人に敬意を払った」ものといえるだろうか？

一つ興味深い研究を紹介したい。薬物事犯者の処遇をめぐるフィールドワークを行った，社会学者の平井（2015）は，日本の刑務所で更生プログラムとして採用される認知行動療法がどのように行われ，また当人たちに経験されているかを分析し，それが「社会的なもの」の自己コントロールを規範化する規律的実践としての役割を果たしていることを明らかにしている。そこでは，薬物を使用するに至ったさまざまな社会的状況（差別や貧困，家庭環境，人間関係など）は，適切な認知や行動によって自己コントロール可能なものと位置づけられ，自己の責任としてそのリスク回避をしていくライフスタイルが「正当知」として人々に伝えられる。平井によれば，認知行動療法に基づくこうした実践は，自己コントロールによる回復の可能性を伝える「福音」となりうる一方，かえって個人のコントロールを超える「社会的なもの」の「困難性」に人々を陥らせることもあるという。問題を「認知」「行動」「自己コントロール」など，個人に内在する要素に単純に還元してしまえば，「社会的なもの」の影響を軽視し，その影響を強く受けている人を疎外する結果を生む可能性がある。

改めて，外在化実践の土台となる倫理的な立場

ホワイト（2012/2011）は，「私たちの役割は近代的権力のうっかりした共犯者になることなのか？」（p.41）という印象的な問いを投げかけている。私たちが，自明のものとして習い，「専門家らしい」実践と考えて行っていることは，実は「問題を個人化する」という特定の規範に従う行為となっているかもしれない。それは決して自明な行為でも，普遍的な正当性を与えられるものでもない。問題を社会文化的な影響の中に位置づけるか，それとも人々に内的なものとして個人化するのか，意識的であろうとなかろうと，私たちは自分の立つ政治的な立場を常に選んでいるのである。それは，私たちが人々と関わる時の，姿勢や理解の方

向性，用いる言語，言葉遣いとなって具体的に表れ，実践の在り方や結果にまで大きく影響を与える。

　ホワイト（2009/2007）は，こうした自分たちの立つ位置の省察や問い直しを行う倫理的な責任を思い起こさせる――「セラピストとして，私たちは，自分が行い，述べ，考えることの結果に責任を負っている。私たちは，人々の生きるという行為を多様にする資格を奪いかねない人生とアイデンティティについての前提をうっかり再生産してきたかもしれない自分たちのあり方や，何の気なしにローカルな文化の権力関係と共謀してきたかもしれない自分たちのあり方を，よくよく考えるという特別な責任を負っているのだ」（p.30）。

　ここでようやく「人も人間関係も問題ではない。むしろ問題が問題となる」という言葉が立とうとする場所を理解することができる。外在化実践とは，伝統的な心理学や精神療法が自明としてきた，この社会に普及する，内在化言説への対抗実践としての側面を持つ。悩みを抱えて目の前に来た人に，どうしたら敬意を払うことになるのだろうか。その人に問題を個人化，内在化せず，社会文化的な視点も含めて理解することが必要なのではないか。そのためには，所与の言葉遣いから離れる必要があるかもしれない。種々の既存の用語や言葉遣いは，内在化言説の中にある言語なのだから。ではいったいどのような言葉を使えば，その人に問題を内在化しない会話に向かうことができるだろうか。外在化実践とは，そのような倫理的な問い直しの中で発展してきた言語実践だと私は感じる。

普遍性の主張に注意深さを持つこと

　ここまで，外在化実践という切り口から，ナラティヴ・セラピーがとろうとする倫理的な立場の一側面を見てきた。しかし，このような問い直しを経てたどり着いた立場や考えを，また何か新たな，自明のもの，普遍的なものと考えるなら，それはこの考察の前提や，ナラティヴ・セラピーの倫理的な姿勢を全く誤解することになるだろう。

　社会構成主義やポスト構造主義，ポストモダニズムの動きの中で，唯一絶対の真実や普遍的なものを志向するモダニズムの見方は相対化され，伝統的に真実とされてきた見方もまた一つの考え方に過ぎないと見なされるようになってきた（Payne, 2006; Gergen, 2004/1999）。そのような動きの中で，特定の実践が「真理」「客観的」とされること自体が，人々や人々の経験を周縁化し，ないがしろにする危険性を持つことが，歴史において見出されてきたと言える。

　例えば，精神科医のバザーリア（2017/2000）が当時のイタリアで目にしたのは，精神医学が抑圧の道具となり，精神病棟へ収容された人々に対して非人道的な扱いが行われている状況であった。これは，イタリアに限った話ではないだろう（ex. 大熊，2016; Whitaker, 2002）。こうした歴史に見る状況から「内在化言説」の影響を見出すこともできようが，しかしより根底においては，何かしらの普遍的と見なされる知（ここでいえば科学的・客観的であるものとしての医学や治療）が，その正しさの主張ゆえに人々を客体化し，疎外する危険性を見て取ることができる。そして，専門知が中心化され，その他の見方が追いやられ，人々に固有の語りや理解が周縁化されるという状況は，いつも見えやすい形で起こるとは限らない。現代の，日々のミクロな実践の中でも，より見えにくい形でそれは常に起こりうる。

　「植民地化」「脱中心化」といった言葉（Paré, 2021/2013）で言及しながら，ナラティヴ・セラピーはこうした危険性に注意深くあろうとする。そしてまた，援助実践が「人生とアイデンティティに関する経験を単一のストーリーに仕立てる」（White, 2021/2000, p.56）危険性を警戒する。援助者側が持っている特定の価値観や考え，よって立つアプローチの前提が一方的に押し付けられることは，その単一のストーリーに人々を押し込めることになる。先ほど引用した「私たちの役割は，近代的権力のうっかりした共犯者になることなのか？」という言葉には，次のような言葉が続く――「それとも，日常生活の多様性を提供することだろうか？　私たちの役割は，ひとつのスト

ーリーに収束する人生観を促進することなのだろうか？　それとも，人生のオルタナティヴ・ストーリーという感覚における複雑性を生み出すことなのだろうか？」（White, 2012/2011, p.41）。ナラティヴ・セラピーは，その人自身の経験や歴史，思いや希望，価値観に好奇心を向け，人生を多様な読みへと開いていき，人々が利用できる「ナラティヴ・リソース」（White, 2004/1997, p.43）を拡大していくことを目指そうとする。

その意味において，外在化実践を，「こうするのが効果的だ」「そういう理論があるから」と，何か所与の理論を押し付ける実践として用いるなら，それは本末転倒となる。ホワイト（2009/2007）が，内在化言説への「解毒剤」（p.13）という言葉で表現しているように，外在化とは，現行の社会において支配的な内在化言説の見方から離れ，より広い，多様な理解の余地を含む会話を開いていこうとする実践を指すのである。

その他のさまざまな実践と従来の規範の問い直し

「外在化」の実践など，ナラティヴ・セラピーでも，「問題」とされる事柄を比較的直接に取り扱う経路は保たれている。しかし，ナラティヴ・セラピーでは，問題に捉われた文脈から離れ，その文脈では語る余地のなかった人生やアイデンティティ理解の多様性へ向かう，より射程の広い実践が多く提案されている。そしてその一つひとつがまた，伝統的な考え方や規範への倫理的な問い直しや挑戦をはらんでいる。

例えば，「再著述する会話」（White, 2009/2007）や「ダブルリスニング」（Paré, 2021/2013）と呼ばれる実践において，人々は，問題に対して異なる立ち位置をとった経験や「ユニークアウトカム」について，あるいは問題含みの文脈では見えにくい，その人自身の意図や希望や価値観についての豊かな会話に誘われる。その人が語る「問題」や「困難」を真剣に取り扱い，話すことは間違いなく大切にされる。だからと言って「問題の文脈」にとどまり続け，「問題」と「問題解決」に焦点を当て続けることが有益であるとは限らない。パ

レ（2021/2013）は，人の苦悩や困難を軽視することなくその傍らに立つことを大前提としながら，欠陥や病理，問題ばかりに焦点を当てることの危険性について述べている。それは，その人が苦しむ言説や文脈を会話の中で再生産し，その人の人生における欠陥や病理，問題を強調する結果を生むかもしれない。また，自分の好ましい側面や，困難な状況にありながら保持してきた意図，希望，信念，価値観といった多様な理解と人々が結びつき直す，思いがけず助けとなるかもしれない会話の可能性を狭めてしまうかもしれない。心理療法文化は，病理や欠陥，問題を語る言語と，そこに焦点を当てる実践を多く発展させてきた。しかし，「問題の話をする」というこの文脈自体を問い直す意味を，これらの実践は提起している。

「リ・メンバリングする会話」（White, 2009/2007）では，その人が好ましいと思う人生理解や物語と関係する他者が同定され，そこにある歴史や出来事を思い起こすよう誘われる中で，そうした人々と（心理的に，あるいは実際に）つながりなおすことが支援される。また，「定義的祝祭」（White, 2009/2007）では，カウンセラー以外の外部の人々がセラピーの場に招かれ，その人が同定してきた好ましいストーリーやアイデンティティ結論について，その人自身が語る機会が用意される。しばしば，心理療法文化は，「セラピストとクライエント」という二者関係に特権的な位置を与えてきた（Payne, 2006）。しかし，それは人々を実際に生きる現実の人生の文脈から遠ざけ，多様な視点を開いていく可能性を阻害してしまわないか。その困難な状況の中で，支えとなる人々の存在を思い出し，つながりなおすこと，あるいはそうした他者に自身の話がより広く聞かれることが，大きな意味を持つことがある。そうした可能性を，この規範のゆえに閉じてしまって善いのだろうか。

最後に「返還実践」（White, 2004/1997）について。この実践では，カウンセリングを通して聞き，目撃した物語から，ひとりの人として受け取ったもの，共鳴したものを，カウンセラーがその

人に伝え返す機会を開こうとする。「あなたと出会い，お聞きしたこと，私が目撃したことは，私にとってこのような機会になりました」と。これもまた，伝統的な規範から外れる実践だろう。カウンセラーが個人的に抱いた何かを伝えることは，自己開示をめぐる議論において，それこそ倫理的な次元で戒められてきた。しかし，人と人との関わりがいつでもそうであるように，カウンセラーと相談に来た人々の間にも相互的な影響があるはずである。であれば，この規範は，カウンセラーが相談者に一方向的に何かを与えているという構造を再生産し，援助者を特権的な立場に据え，人々をただの受け手として周辺化する実践に加担する側面を持つのではないか——「私には，セラピーの過程がある程度二方向性になるよう押し進める倫理的責務がありますし，治療的かかわりが実際にある程度仕事そのものだけでなく，私の人生をもより一般的にポジティヴな方向にかたちづくることを同定し，承認し，そして明確化する方法を模索していく倫理的責務があります」(White, 2000/1995, p.269)。

「協働的」実践と「透明性」に見る倫理的姿勢

　ナラティヴ・セラピーは，従来の規範を問い直しながら，こうしたさまざまな実践を提案してきたが，それにどう取り組むかという次元での倫理的な課題がここで再度浮かび上がる。こうした実践が，自明の専門知として一方的に会話に導入されるならば，やはりセラピストの立場や理論が「中心化」し，目の前の人々に固有の経験や理解は周縁化される。それは，これまで見てきたような，ナラティヴ・セラピーの倫理的な志向性からは外れる実践となる。では，セラピストが自分の影響を何も持ち込まないようにすればよいだろうか。もしそう言ってしまえば，そのような在り方が会話に与える影響の別の危険性を見落とすことになる。例えば，「自分が悪い」と語る人を，ただそのままに語らせ続けるならば，それは問題の文脈の再生産に加担することと大差ない。どちらにしても，何か極端な公式に振れるならば，それは

現実の複雑性を見落とすことになる。私たちが援助者として人に関わるとき，自分の側が持つ知識や理解や姿勢によって何かしらの影響を，しかしそれが中心化してしまわず，人々自身の声を含み続ける形で会話に呼び込むような在り方が必要となってくる。

　こうした実践の在り方は，しばしば「協働的（collaborative）」という言葉で表現される（Paré, 2021/2013）。協働的な実践において，カウンセラーは，自分自身のよって立つ立場や前提，具体的なレベルでのさまざまな信念や価値観，思い込み（ジェンダーや家族観，人の人生についての考え，何が善くて何が悪いかといった）についての，継続的で注意深い省察が求められる。その上で「透明性」を保持すること，つまり，目の前の相手との間でそうしたものを可視的にし，必要に応じて協議できるようにすることが重要となる。ナラティヴ・セラピーが重視する「質問」という形式は，カウンセラー側から持ち込まれたものを，注意深い配慮とともにフェアな形で取り扱おうとする試みでもある。それは表面的，形式的な確認ではない。当の本人がそれをどう評価，判断し，賛同したり，拒否したり，時にセラピストの側の早合点や思い違いを修正することのできる余地を，会話に持ち込む取り組みである。このような「ともに」形作っていくプロセスが，協働的実践と呼ばれるものである。

　この「透明性」「協働」について，一つありうる誤解を，また先回りして言及しておきたい。「透明性」の実践とは，セラピストがなんでも思ったことを言っていいとか，正直であればいいというものではない。また，ただ自身の思っていることを暴露し，相手に選択させさえすればよい，という意味でもない。そのように，具体的な文脈を離れた極端な公式として理解すれば，疑義を呈したはずのモダニズムの知の在り方に陥る結果となる。もし援助者が，何か所与のものを前提とし，単純化された公式的な理解をあてはめようとするなら，それは人や人生の，そして実践の複雑さや，具体的な文脈，関係性の中で考え続けることから離れ

ていく。

「協働的」実践とは，さまざまな要素が関係する複雑な，そして一つとして同じもののない状況の，所与の正解などない具体的な実践の中で，何がその人の助けになるだろうか，このような方向性は助けにならないだろうかと考え続けた暫定的なものを，「でも相手にとってはどうだろうか」「聞いてみないことにはわからない」「だが今がそのタイミングだろうか」「それを伝えることは，何を可能にし，何を抑制するだろうか」「どう伝えることがフェアだろうか」と悩みながら，選択や決断をし，相手と共有しながらともに進めていこうとする在り方を可視化し，支援するのである。ナラティヴ・セラピーが述べる協働的実践には，このような倫理的な問い直しと姿勢があるように，私には思われる。

ナラティヴ・セラピーが実践者に向ける視線

最後に，ナラティヴ・セラピーが，実践者に対して払う注意について触れたい。ホワイト（2012/2011）は，カウンセラーやセラピストを含む援助職に対して，「問題解決，望ましい結果の促進に，独立的に直截に，しかも迅速に貢献できなければならない」とする，「コントロール倫理」（p.56）の見方が普及していると述べる。つまり，専門家は専門知に従い，合理的，効率的に，最短でニーズに応えるのが善いとする言説である。一見，正当性を持って見えるかもしれないが，このコントロール倫理もまた近代的な見方であって自明のものではない。最短で合理的，効率的な取り組みを仮定するためには，普遍的に従うことのできる特定の公式や，所与の正解を前提にしなければならない。しかし，普遍的な公式や所与の答えへの懐疑と現実の複雑性については，ここまでの考察で見てきたとおりである。コントロール倫理は，決して自明のものではない。そしてホワイトは，その影響としてはむしろ，「この倫理は決まって人々の能力を奪うことになる」（p.18）と考えた。

国重（2021）が，「カウンセリングの実践とは…（中略）…どうしたらよいのだろうかと毎度悩

むことである」（p.196）と書いたように，「何ができるだろう」「もっと適切な仕方があるのではないか」という自問自答にさいなまれる経験は，多くの援助の実践者に身近なものだろう。コントロール倫理は，対人援助実践に不可避の難しさやうまくいかなさを，援助者の発達やスキルに単純化した形で個人化していく。また，「直截的な問題解決」に直結しないものの価値を切り下げてもいく。援助者がどんな意図や思いをもって取り組んだかも，行きつ戻りつのプロセスや，問題解決から見れば寄り道に見えるささやかなステップも，ときにただ聞くことしかできない日が続くようなプロセスも周縁化されていく。ホワイトは，こうしたコントロール倫理は，セラピストの「絶望，士気阻喪，疲労，あきらめ，皮肉な考え，燃え尽き症候群」（2012/2011, p.57）の大きな要因となると考えた。

このような考察に対して，無責任な言い訳だとか，専門家としての責任を放棄しているといった非難を想定できる。しかし，果たしてそうだろうか。ホワイト自身は，「セラピーという名の下での活動において私たちが言ったりやったりすることの影響」に「重大な倫理的責任」がある（Malinen, Cooper & Thomas, 2015/2012, p.261）と語り，セラピストの責任について注意深く考察しようとした人物であった。そして，コントロール倫理から抜け出すことは，むしろ「相談に来る諸個人に対して，より説明責任を果たすことができるようになる」（White, 2004/1997, p.299）ものだと明確に述べている。おそらく，ここで提起されているのは，特権的な知識で解決を一直線に導くかのような，ほとんど達成不可能な専門家像の文脈へ援助者を据えることへの問題意識である。問題を援助者に過度に個人化・内在化させ，援助者の孤立と疲弊をまねく考え方への疑義である。「不登校」の問題を親や子どもの問題として，職場で経験する「うつ」をただその人の病理として，内在化，個人化してしまっていいのか。同様に，セラピストやカウンセラーの経験する疲弊，無力感，士気阻喪の問題を，ただその人の未熟さだと個人化して

済ませていいのだろうか。

　コントロール倫理の影響を，この社会の在り方や，そこで生きる一人ひとりのこととして想像を膨らませてみてほしい。あるいは，教師や保育士を含む，さまざまなエッセンシャルワーカーの離職や人員不足のニュースに思いをはせてもいい。「うまくやらねば意味がない」「お前の思いなど知ったことか」「もっと合理的，効率的なやり方があったはずだ」「言い訳するな，それをするのがお前の仕事だろう」——コントロール倫理の言説が生み出すこうしたメッセージを再生産し続けることは，そこで働く人，その働き方，そのコミュニティを，ひいては社会全体をどのような方向に導くだろうか。おそらく，日々，具体的な実践の文脈に置かれる者が，「もっとうまくできないか」「自分の責任だ」と悩む文脈から離れることは難しい。また，責任や反省からの極端な分離を促したいわけでもない。問われているのは，この対人援助文化を形成するひとりの人として，私たちはコントロール倫理の文脈の再生産に加担するのか，ということである。そして，実践につきものの難しさに，実践者が向き合い続けられるよう支援する，どのような社会，文化を作っていけるだろうか，ということである。

　ホワイト（White, 2004/1997）はコントロール倫理を「見直し，疑問視し，そこから脱却するようセラピストを促し，異なる倫理からもたらされる活動選択を探求するよう働きかける」（p.298）倫理を，「コラボレーション倫理」と呼び，「セラピストが挫折から回復し，仕事や人生を再活性するのに役立つ実践配慮」（p.293）とした。それは，自明とされてきたものを問い直し，人々にどう向かい合うことができるのかについて，本稿全体を通して見てきた考察と一貫性を持つ見方を，セラピストに対しても向けることのように思われる。困難を個人の「至らなさ」「未熟さ」に内在化したり，問題だけを強調する見方にとらわれず，セラピストがまさに経験していることや，そこにあって影響している自身の持つ意図や信念，価値観について語ることを通して気づき，それらが認証

され，そのうえで実践に資する多様な視点に気づいていけるスペースを開き，セラピストが「協働的」な実践に責任をもって向かえるよう支援するような倫理である。

　ホワイト（2004/1997）は，コラボレーション倫理に基づいて援助者を支援する実践として，「リ・メンバリングする会話に引き入れること，定義的祝祭の開催，治療的相互作用における二方向性の認定および返還実践におけるその表現，再著述する会話としてのスーパーヴィジョンを確立すること」（p.293）などを挙げている。これらは相談に来る人々に提供される実践とほぼ同じものであり，援助者にも同じものを提供しようとしている。それほどまでに一貫した姿勢と射程を持つ倫理的考察は，ナラティヴ・セラピーにおいて際立ったもののひとつであると私は感じる。

終わりに

　含み切れない要素や側面，急ぎ足の説明があったことをすでに感じているが，ともあれ今回，倫理という側面からナラティヴ・セラピーの実践について改めて考え直してみた。ナラティヴ・セラピーは，さまざまな次元，側面からの「倫理」についての問い直しを包含する実践であった。姿勢や考え方の強調は，それ自体が，自らを倫理的な実践として位置付けようとするものである。伝統的な規範や自明性を倫理的に問い直す広範な考察と，それに基づく多様な実践の提案もあった。また，本稿の書き方自体に現れているが，「あぁでもない，こうでもない」「この側面はあるが，こうまで言ってしまえば極端に振れるし，逆もまたしかり」と，倫理について，複雑で多様な具体的文脈の中で「問い直し続けようとする」倫理性もそこには見えたように思う。そして，そのような「問い直し続ける」実践に実践者が取り組むことを支えるために，どのような文化を私たちは形成していくのかという，倫理的な視点を向ける範囲をさらに押し拡げていく動きも垣間見ることができた。読んでくれた方が，実践や実践文化，社会の在り方について振り返る役に立てばと感じている。

文　献

Basaglia, F.（2000）*Conferenze Brasiliane.* Milano; Raffaello Cortina.（大熊一夫・大内紀彦・鈴木鉄忠・梶原徹訳（2017）バザーリア講演録：自由こそ治療だ！―イタリア精神保健ことはじめ. 岩波書店.）

Monk, G., Windlade, J., Crocket, K., & Epston, D. (Eds.)（1997）*Narrative Therapy in Practice The Archaeology of Hope.* Jossey-Bass.（国重浩一・バーナード紫（2008）ナラティヴ・セラピーの理論的背景. In：ナラティヴ・アプローチの理論から実践まで. 北大路書房, pp.27-45.）

平井秀幸（2015）刑務所処遇の社会学. 世織書房.

国重浩一（2021）もう一度カウンセリング入門. 日本評論社.

Malinen, T., Cooper, S., & Thomas, F.（2012）*Masters of Narrative and Collaborative Therapies: The Voices of Andersen, Anderson, and White.* Routledge.（小森康永・奥野光・矢原隆行（2015）会話・協働・ナラティヴ―アンデルセン・アンダーソン・ホワイトのワークショップ. 金剛出版.）

Morgan, A.（2000）*What is Narrative Therapy? An Easy-to-read Introduction.* Dulwich Centre Publication.（小森康永・上田牧子訳（2003）ナラティヴ・セラピーって何？　金剛出版.）

大熊一夫（2016）精神病院はいらない！―イタリア・バザーリア改革を達成させた愛弟子３人の証言. 現代書館.

Payne, M.（2006）*Narrative Therapy, Second Edition.* SAGE Publications.

Paré, D.（2013）*The Practice of Collaborative Counseling & Psychotherapy Developing Skills in Culturally Mindful Helping.* California: SAGE Publications.（能智正弘・綾城初穂監訳（2021）協働するカウンセリングと心理療法―文化とナラティヴをめぐる臨床実践テキスト. 新曜社.）

Russell, S. & Carey, M.（2004）*Narrative Therapy: Responding to Your Questions.* Dulwich Centre Publications.（小森康永・奥野光訳（2006）ナラティヴ・セラピーみんなQ & A. 金剛出版.）

Whitaker, R.（2002）*Mad in America: Bad Science, Bad Medicine, And The Enduring Mistreatment of The Mentally Ill.* Basic Books.

White, M.（1997）*Narrative of Therapists' Lives.* Dulwich Centre Publications.（小森康永訳（2004）セラピストの人生という物語. 金子書房.）

White, M.（2007）*Maps of Narrative Practice.* New York; Norton.（小森康永・奥野光訳（2009）ナラティヴ実践地図. 金剛出版.）

White, M.（1995）*Reflecting Teamwork as Definitional Ceremony, in M. White, Re-Authoring Lives: Interviews and Essays.* Dulwich Centre Publications.（小森康永・土岐篤史訳（2000）人生の再著述―マイケル, ナラティヴ・セラピーを語る. IFF出版部ヘルスワーク協会.）

White, M.（2011）*Narrative Practice: Continuing the Conversation.* W. W. Norton.（小森康永・奥野光訳（2012）ナラティヴ・プラクティス：会話を続けよう. 金剛出版.）

White, M. & Epston, D.（1990）*Narrative Means to Therapeutic Ends.* Dulwich Center Publications.（小森康永訳（2017）物語としての家族［新訳版］. 金剛出版.）

White, M.（2000）*Reflections on Narrative Practice: Essays & Interviews.* Dulwich Centre Publications.（小森康永・奥野光訳（2021）リフレクションズ：ナラティヴと倫理・社会・スピリチュアリティ. 金剛出版.）

ナラティヴ・セラピーがもたらすものとその眼差し：§3　ナラティヴ・セラピーとセラピー実践

学生相談におけるナラティヴ実践

奥野　光 *

* 二松学舎大学学生相談室

I　はじめに

　本稿では，ナラティヴ・セラピーとその考え方が筆者の実践現場である大学の学生相談の実践をどのように形作っているのかを考えてみたい。

　学生相談は，全国の高等教育機関において展開されている，個別相談を中核に据えて学生の成長や適応を支援する総合的な活動である（齋藤，2020）。杉江ら（2022）の調査によると，現在は少なく見積もっても全国の大学の70％に学生相談機関が設置されている。

　学生相談室は，学生の生活の場である学内に設置されている相談機関である。そのため授業の空き時間を利用して訪れることができ，学生生活上のあらゆることが話題になる。筆者の勤める大学では，在学生の約8％が1年間のうちに1度は学生相談室を利用しており，教職員や家族，友人など，学生を気にかけているさまざまな人と一緒に，あるいはその人たちの助けになることを通して学生を支援していくことも多い。

　また，学生相談室は相談機関であると同時に，授業やグループ活動，ピア・サポートの仕組みづくり，居場所の提供による支援，教職員や家族に向けた研修等を行っており，大学が学生にとって安全で，さまざまな機会に開かれた環境であるための教育やコミュニティ作りを担うものでもある。学生相談室を利用しやすい機関にしていくための広報も重要な活動にあたる。

　さて，このような学生相談の現場で筆者はナラ

ティヴな実践に取り組んできた。ナラティヴ・セラピーには，外在化，再著述，リ・メンバリングといった魅力的な会話実践の技術があり，学生や関係者との協働において大きな助けをもらってきたが，あらためて学生相談におけるナラティヴ実践全体を見渡すと，個人との会話は中心ではあるものの全体の一部であると思える。そこで本稿では，学生相談室の場づくりに関する実践，学生相談室での会話実践，学生の貢献を認証する取り組み，そしてキャンパスへの働きかけを紹介したい。

II　大事なことを話し合う学生相談室に

　学生が気軽に訪れることができて，訪れることにした自分をよいと思えるような学生相談室を作ることは，会話の内容にも影響を与える何よりも重要な実践だと筆者は考えている。ナラティヴ・セラピーのディスコースの視点は，「学生相談室を利用する」という行為や「学生相談室を利用している学生」であるということが，学生本人や関係者にとってどのような意味のこととみなされる可能性があるのか，そして学生相談室は何をしようとする場なのかを私たち自身がどう考えて示していくのか，という問題に取り組むことの重要性を伝えてくれる。

　ある文化や文脈において流通している信念やストーリーや知っていると思うことを示すものをディスコースと言う（Paré, 2013）。ディスコースはある特定の物の見方を提供するメガネのようなもので，そのメガネを通すとある特定の方法で物

を見て考えるようになるばかりでなく，その見え方に沿って行為することになる。さらに，そのように考え行為する者であるというアイデンティティが付与されることにもなる。学生相談や，カウンセリングというもの，あるいは人に相談すること，自分のことを話すことなどがどういうことかに関する学生や学生に関わる教職員や家族のディスコースは，いつどのように学生相談室を利用するか，勧めるか，そこで何を語るか（そうしないことにするか）を規定するだろう。私たちは他にさまざまなディスコースに影響を受けており，例えば自己責任のディスコースは，相談するのは自分で対処する努力を諦めた結果だと考えさせるかもしれない。そうなると学生相談室を簡単には利用できなくなるだけでなく，学生相談室を利用することが，弱い人間，失敗者，努力不足，といったアイデンティティを引き受けることと同義になりかねない。大学では，トラブルに関与した，取得単位が足りない，といった教育上，修学上の理由で，半ば義務的に，本人にとっては不本意に学生相談室へと辿り着く場合がある。そのような場合にはなおさら，学生が責められたり問題視されたりすることなくカウンセラーと出会えて，その機会を学生にとって納得のいくものにできる学生相談室の位置づけが重要になるだろう。

　学生相談室は，何でも相談できて分からないことも聞ける場所とおおむね理解されているようだが，筆者からは，どんなことであっても「学生にとっての大事なこと」を話すところだというメッセージを学生にも関係者にもより積極的に伝えるようにしている。それによって，学生相談室を訪れることはその人の大事なことに取り組もうとする行為であるという意味を渡し，エイジェンシーを発揮しやすいところに招き入れることができる。現状がうまくいっていなくてもそれに対応しようとしている人だという見方を伝えることができる。また，教員や親からの要請が強くてもまず訪れた学生自身が大事だと思うことを大事にしていいと伝えることにもなるだろう。「悩みを相談する場」や「大学への適応支援の場」よりも会話の方向は

広がり，悩みや問題となっていることについて話さなければならないという考えから離れて自分の人生に探索的に関わっていくことにもつながるだろう。小さなことのようだが，このような位置づけは学生相談室のすべての活動を規定することになるため，何よりも重要なものだと考えている。

III　学生相談室における会話実践　　　——陽菜さんとの会話

　次に，上記のような場としての学生相談室での会話実践として，陽菜さんとの最初の会話を示したい。

　陽菜さんは，帽子を目深に被り相談室にたどり着いた。申込用紙の話したいことの欄には，「うつ病，強迫性障害（視線恐怖症），不安障害など」と美しい文字で書かれていた。

　筆者は対面で話すのは苦痛ではないかと気にかかったが，陽菜さんは「二人の時はそれほど気にならないので」と答えて安心させてくれた。陽菜さんが最初に話してくれたのは，高校生の頃受診するほど「うつ」が強かったが卒業後は自宅で過ごせたこともあり落ち着いていたこと，しかし対面授業が始まってから再発しているということだった。陽菜さんは「うつ」のため遅くまで眠りにつけず，眠れても眠りは浅く，いつの間にか涙が出る。また，「視線恐怖」で外出するだけで辛く，授業に出られない日があり，成績が落ち，電車には目を開けて乗ることができないのだと教えてくれた。目を開けられないのは，見られる問題だけでなく自分が人を見てしまうという問題で，「陽菜さんにとって誰かを見たり見られたりするというのはどういうことなのか，聞いてもいいでしょうか」と尋ねると，陽菜さんは，「気持ち悪い人だと思われるんじゃないかと思って常に不安でしかないです」と言った。誰かにたまたま視線が向くことも許されない自分でいさせられるとはどんなことなのだろうか。

　筆者はここで，ここまで聞いて理解したことを陽菜さんに確認し，陽菜さんの反応を確かめながら言った。「お話を聞きながら，勝手に決めるの

は乱暴だと思うのですが……高校の頃でしょうか，何か，とても酷い目に遭いながら生活しなければならなかったのかなという想像が湧いていました。でもそのことを詳しくお話してもらうのはトラウマにしかならない気もしています」陽菜さんは大きく頷いて判断を示してくれた。それを受けて筆者は，「その話はしないようにしましょうね。でもこう考えていいでしょうか。大きくまとめてしまっていいのか分からないけれど，陽菜さんは理不尽で酷い目にあいながら頑張らないといけない状況に置かれてしまった，それが後々にまで影響して，今でも電車に乗ることや大学に通うこと，眠ることにも影響が出て苦しめられている，でも苦しめられながらも大学に通っていて，今日そのことを考えるために相談室にも来てくれた，そのように今のところは理解してもいいでしょうか，そう考えてここからの会話を進めてもいいと思いますか」と聞くと，「間違いないです」と答えてくれた。「理不尽で酷い目」という名前を陽菜さんの経験に合うものに変えてもらおうとしたが，そのままでよいということだった。この会話の中で，陽菜さんは「理不尽で酷い目」に遭い続けたことでさまざまな制約を受けながらもなんとか大学に通い，自分のためにこのことに取り組もうとしている人になった。

　そこで，このような制約から自由だったらどのような陽菜さんでいられる可能性があるのかを探索してみたいと筆者は考えた。「これまでの人生のどこかには，もっと自由でもっといい時というのもあったのでしょうか？」と質問してみると，陽菜さんは「中学の頃」と答えてくれた。そこで二人の会話は中学の頃の陽菜さんが何をしていてどういう人だったのかという話へと進むことになった。陽菜さんは「今とは真逆」で，ネガティヴなことは一切考えず，人の前に立つのが好きで，男女問わず友達も多く，部活動で仲良しな子たちとおしゃべりするのを楽しんでいたことをしっかりと語ってくれたのだった。「その当時の自分が今も心のどこかにはいますか？」と聞くと，陽菜さんは「います」と答えた。そして，心の中にいるだ

けではなく，好きなゲーム実況を見ている時には昔の自分が少しいることにも気づくことができた。中学の頃のような自分でいられる時間がもっと増えたらいい，そうなったらやりたいこともやれることももっとある，とのことだった。また，「理不尽で酷い目」の影響で昔やっていた習い事には通えなくなったのだが，どうしてもやりたいので独学を続けていることも話してくれた。そのような，「したいと思うからする」という陽菜さんは他にもいくつかのことをやろうと決め，しかも年単位で継続していた。

　初回の感想は「楽しかった」というものだった。その後も陽菜さんは相談室に通い，「理不尽で酷い目」の影響で制約を受けることに対して「ふざけるなって言いたい」と立場表明し，これまでさまざまな方法で抵抗してきたことを明らかにしていった。

　陽菜さんは最初，うつで外出もしづらく大学に通えていない自分のことを語った。会話を通して陽菜さんが制約を受けながらも大学に通い，現状について考えようとしている人だという位置づけを得ると，制約から自由だった時の自分をもっと日常に取り戻せたらやりたいこともやれることも沢山ある自分がいることを語ることができた。その視点に立つと，制約があってもやりたいことはどうにかしてやるという陽菜さんが見えてきた。学生が逆境の中で否定的なアイデンティティに沿って生きざるをえなくなっているときに，自分がいいと思える自分とつながり直す可能性を会話のさまざまな道筋から探索していくことができるのは，ナラティヴ・セラピーの最も頼りになるところだろう。

Ⅳ　学生相談室を利用している学生の貢献を認証する

1. 卒業生からのメッセージと終了時アンケート

　次に，学生相談室を利用している学生の貢献を認証する実践を紹介したい。本学では，学生相談室の利用を終える学生の皆さんに，学生相談室のために協力してもらっていることが2つある。1

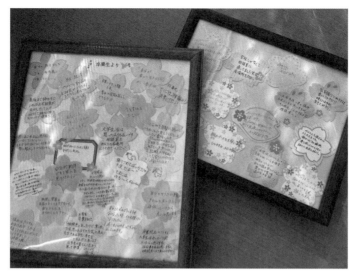

図1　卒業生からのメッセージカード

つはメッセージカードである。さまざまな頻度で学生相談室に通いながら学生生活を送り，卒業を迎えることになった学生の皆さんに，大学生活で大事にしてきたことや，これからの人生で大切にしていきたいこと，後に続く人たちに伝えたいことなどを書いてもらっている。カードは額に入れて受付の前に飾っており，毎年増えては新たに相談室を訪れる学生を迎え入れてくれる。

　カードには，「普通を目指さなくても大丈夫」「あなたを待っている人が必ずいます」「道に迷うとき自分の原点を思い出して」「悩んで立ち止まっている時間ほど，自分が前に進んでいる時間だと思います」など，迷いや悩みへのかかわり方やそこから得た知識や知恵，人生観などが表現されており，書いた人の人生の歩みを想像させ，読む人の心のどこかに触れてくれる。学生相談室を勧めるメッセージも多い。

　もう１つは「カウンセリングを終えるあなたへ」というアンケートへの回答である。これも主に，長期間学生相談室に通ってきた高学年か卒業に近い学生の皆さんに，学生相談室の利用を終了する際に依頼することが多い。アンケートは，以下の依頼文と４つの質問で構成されている。アンケートの回答は学生相談室で閲覧可能である。

カウンセリングを終えるあなたへ

　最後に，私たちのために協力していただけないでしょうか。あなたが学生相談室での会話をどのように体験したか，それがあなたにとってどのような意味をもつと思うのかを聞かせてください。学生相談室を利用した人のさまざまな声は，私たちのためになるばかりではなく，今相談室を利用している人やこれから利用したい人の役に立ち，相談室での会話を拡げ，私たちの人生を豊かにしてくれます。

　書いていただいたことは大切な記録として保管し，必要とする人に伝達させていただきます。

①学生相談室でカウンセラーと話をするということや，生活の中でそういう時間があるということは，あなたにとってどのようなことだったでしょうか。ここでの会話はあなたにとってどんなものでしたか。

②それはあなたの人生に何をもたらしたと言えそうでしょうか。どのような考えや発見へとあなたをつれていったでしょうか。あなたにとって意味があったことがあるとすれば，それはどんなことでしょうか。

③今のあなたは，どのような人になっていこうとしていますか。どのような人になりつつありますか。人生においてどのようなことを大切に考えていますか。または考えていきたいと思っていますか。

④ここでの会話を振り返ってみて，心に響いたこ

とや分岐点になったと思う展開，印象深かった言葉など，特に記憶に残っていることがあればお聞かせください。

2．クライエントの貢献という視点

　教育の文脈において，このような取り組みは経験の振り返りとして理解されやすい。カウンセラーへのフィードバックという位置付けもあるだろう。大学や学生相談室の「卒業」に心からの敬意と祝福を伝えるものでもある。しかしそれ以上に，これは学生相談室を利用した学生に，今度は将来学生相談室を訪れる学生にとってのサポーターとなり，カウンセラーを助けてくれる同僚となって貢献してもらう取り組みである。

　ここではメッセージカードやアンケート，あるいはカウンセラーが代理で学生のストーリーを伝えさせてもらう形で間接的な協力メンバーになってもらっているのが現状である。意図を伝えて依頼すると，学生からはただ了承する以上の，役に立てるなら喜んで協力したいという前向きな反応をもらうことがほとんどである。

　この取り組みはナラティヴ実践におけるリーグに近いものである。リーグは，問題に抵抗するために互いの情報を提供し合い，支え合うことを目的としたクライエントのネットワークで，経験者にならないと得られない知識や学びを集めて文書化することも活動に含まれる。リーグの主要な目的はメンバー同士の支え合いであるが，メンバーは，経験者にしか得られない特別な知識を差し出してくれてカウンセラーの同僚や相談役になってくれる（Madigan, 2019）。

　メッセージカードやアンケートは文書として残り，必要な人へと流通させることができるという利点がある。その他に，ナラティヴなカウンセリングにおいては，問題に抵抗した経験や，困難な時期を経て身に着けた技術や生きる知恵，発見，いじめや病に人生を奪われそうになってから取り戻すのに役立つ知識などを日常的に豊富に聞く。カウンセリングをどのように経験しているかについても，終了時に限らず尋ねている。筆者は，「い

つか必要とする人に，このストーリーをあなたの代わりに話してもいいでしょうか？」と許可をもらっている。そして，その人のストーリーが参考になるかもしれないと思うときに，それを聞いてみたいと希望する学生に伝えている。その後には，「その人のストーリーを聞いて，印象に残るところはありましたか？」「あなた自身と関係づけて考えてみたいところはあるでしょうか？」といった質問をすることができる。学生のストーリーは具体的な助言になったり，新たな視点や問いとなって会話をより豊かに膨らませてくれる。

3．学生相談室を利用している学生の貢献を認証することの意味

　カウンセラーとして生きていく過程で学生から数々のストーリーを聞くことは，カウンセラーが（仕事だけではない）人生と関わり直し，人生を豊かに語ることを促進する。そのことを認めることや，学生から教わったことを学生の貢献として認証し，誰かの人生に役立つように渡していくことは，White（1997）も言うようにカウンセリング関係を互いに影響を与え合う双方向的なものにする意味で不可欠なことだと思う。

　学生の貢献を認証することは，「学生相談室の利用者」という立場に置かれる人に，サポーターや貢献者というアイデンティティを渡すことでもあり，自分の人生経験から得たことの価値とそれが誰かの役に立つことを経験する権利を保障することでもある。Denborough（2014）は，人は自身の生き残りのためのスキルと知識が尊重され，称えられ，承認される権利があること，また，困難を通じて得た学びが類似状況にある他者の人生に貢献することを知り，経験する権利があることを記している。学生を一方的な援助の受け手にせず，学生の困難な経験を経た学びや知識に特権を渡していくことは，カウンセラーがより強い力を持つことが避けられない相談の文脈におけるカウンセラーの力の重要な使い道の一つだろう。

　困難な経験から得たその人の学びを大切に役立て，その人の貢献を認証する取り組みは，もっと

検討され，実践されるべきだと考えている。

V　温かな視線が交差する　キャンパスづくりに向けて

1．学生相談室からの質問

　最後に大学コミュニティに向けた試みを紹介したい。近年学内ポータルサービスが積極活用されるようになり，学生相談室も全学生に対して一斉にも個別にもメッセージを配信できるようになった。そこで，2019年頃から年に数回ずつ，学生の経験やスキル，願いや思いなどを描写してもらえるような質問を全学生に一斉に渡し，公開を前提として回答してもらう試みを行っている。以下は，2021年冬の質問である。2年間のオンライン授業生活から対面授業に切り替わる重要な時期でいつもより多くの質問を渡すこととなったが，150名ほどの学生から回答があり，問いかけなければ聞くことのできない声を聞かせてもらうこととなった。

学生相談室からの質問
・あなたにとって，ここまでのところ新型コロナウイルスの流行はどういう経験でしたか。
・どんなことに特に大変さや難しさを感じたでしょうか。失ったと感じることはありますか。そういったことに対してどんなふうに対応してきたと思いますか。
・コロナ禍だからできた，得られた，考えたり気づいたりした，変化した，ということがあれば教えてください（そうならざるをえなかったことも含みます）。
・現時点で大学生活に期待することや不安に感じることを教えてください。
・コロナが落ち着いた先に，あなたはどんな学生生活を送っていると思いますか。
・コロナ禍での経験は，これからのあなたの生き方をどう変えていくと思いますか。この局面に対応した経験は，これからの人生にどのように生かされるでしょうか。
・最後に，他に言ってみたいことがあったら書いてください。

　質問を渡す際には，一人ひとりの経験に基づく

ローカルな知識の価値を伝え，考えてみたい人が考え，回答してみたい人が回答し，読んでみたい人が読むという自分にとって好みの方法での参加を求めている。集まった学生の声は，似た内容や表現をまとめず，ただ一覧にして公開している。少しずつ異なる表現を複数目にすることで，読む人は自分にとってしっくりくる表現を探すことにつながるかもしれない。公開する際には，アウトサイダー・ウィットネスの4つの質問カテゴリーを簡単に紹介し，質問や回答に触れて心に浮かんだことがあれば身近な人たちとも語り合ってみることを提案している。

2．個人的なこともコミュニティで取り組む

　この取り組みは，自分の経験や経験を通して得た大切なことを言葉にしてもらいそれを読んで分かち合うものだが，言葉にして表現することの大切さと同時に，それを受け取る立場になった時には表現した人が表現しても大丈夫だと思えるような視線や反応を返していくことの大切さに立脚している。
　キャンパスでは，学生は互いが何をしてどのような人としていられるかを形作る相手になり，視線になる。空気を読むことばかりを気にすることなく自分のことを率直に話したり，苦手なことでも自分なりにやってみたりするのは，個人の勇気や努力や能力だけのことではなく，そうしてみたらきっといいねと言ってくれるだろうと思える誰かがいるかどうか，そうしてよいのだと伝えてくる視線や反応があるかどうかによっている。仮に発表が苦手でたまらないとしても，その場にいる人たちがしっかりと受け止め，誠実に反応し，その人の取り組みに対して敬意ある視線を送るとしたら，その人の発表の苦手さや発表が苦手というアイデンティティは少しずつでも違ったものになっていく可能性がある。学生が何をしてどのような人でいられるかは，「私的で個人的な達成ではなく，公的で社会的な達成」（White, 2007）である。ナラティヴ・アプローチでは，個人の内部に問題が位置付けられることを拒み，本人だけでなく本

人を気にかける人たちも一緒になって多様な方法で問題に関わることが常に工夫されるが，それは一つには，問題もアイデンティティも社会的に構成されるものだという理解に立っているからだろう。

　世間や周囲の他者との関係において自分が何かしらの位置付けを与えられることからは誰も逃れられないが，だからこそキャンパスに交差する視線を温かく，安全で，学び合いを促進するものにする試みが重要で，常に工夫して実践されるべきだと感じる。これは困難を経験している学生や心配事に取り組んでいる学生に自分だけで頑張らなくてもよいことを示すことでもあり，個人のことを少しでもコミュニティのことにしていくことはカウンセラーにできる外在化実践の一つでもあると考えている。

VI　おわりに

　本稿では，学生相談室という場をつくる実践，実際の会話例，困難を通して得た知識の保持者であり貢献者として学生相談室の利用者を認証する実践，そして，学生相談室を利用している学生も含む全ての学生が大事なことを話したり聞いたりしながら安心して学び合えるキャンパスをつくる試みについて記した。いずれにおいてもナラティヴ実践はアイデンティティを形作る実践と言える。学生が人との関係の中で自分にとってのいい自分とつながって生きていけるように，キャンパスの中にある学生相談室は，本稿に記した他にもさらにさまざまなナラティヴ実践を工夫していけるだろう。

文　　献

Denborough, D.（2014）*Retelling the Stories of Our Lives: Everyday Narrative Therapy to Draw Inspiration and Transform Experience.* W. W. Norton & Company.（小森康永・奥野光訳（2016）ふだん使いのナラティヴ・セラピー．北大路書房．）

Madigan, S.（2019）*Narrative Therapy, Second Edition (Theories of Psychotherapy).* American Psychological Association.

齋藤憲司（2020）学生相談の現在．In：日本学生相談学会編：学生相談ハンドブック．学苑社，pp.10-24.

杉江征・杉岡正典・堀田亮・福盛英明・今江秀和・小橋亮介・二宮有輝（2022）2021年度学生相談機関に関する調査報告．学生相談研究，**94(2)**; 243-248.

Paré, D. A.（2013）*The Practice of Collaborative Counseling & Psychotherapy: Developing Skills in Culturally Mindful Helping.* SAGE Publications.（能智正博・綾城初穂監訳（2021）協働するカウンセリングと心理療法―文化とナラティヴをめぐる臨床実践テキスト．新曜社．）

White, M.（1997）*Narratives of Therapists' Lives.* Dulwich Centre Publications.（小森康永監訳（2004）セラピストの人生という物語．金子書房．）

White, M.（2007）*Maps of Narrative Practice.* Norton Professional Books.（小森康永・奥野光訳（2009）ナラティヴ実践地図．金剛出版．）

ナラティヴ・セラピーがもたらすものとその眼差し：§3　ナラティヴ・セラピーとセラピー実践

医療現場でのミクロなナラティヴ・セラピー実践

木場律志 *

＊甲南女子大学人間科学部心理学科

I　「科学的」な医療現場

医療の世界は「科学的説明」に満ちている（野口，2002）。

医療の目的は病気を治すこと，つまり「治療」にあることは言うまでもないが，その前提として「診断」がある（下山ら，2016）。すなわち，医療現場では正確な診断を行い，それに基づいて最適な治療を提供する，ということが日々実践されている。（「診断」「治療」は医師による行為を指すが，これらを「見立て」「介入」とそれぞれ換言すると心理専門職の実践についても同様のことが言える。）

診断とは，患者に観察される現象（症状・徴候・検査所見）の源を医学知識に照らし，正しく解釈する作業である。そのためにはまず，問診や身体診察，検査を通して病因（病気の原因）を特定したり，病態生理（どこにどのような異常があり症状が生じているのか）を解明したりすることが行われる。この段階では，問題となっている症状の原因や病気の状態を発見・特定することが目指されるのだが，診察や検査によって得られる所見や検査データは「科学的」なものであると言えよう。

次のプロセスでは，こうして集められた情報を統合し，それらを疾患に関する知識と照らし合わせながら診断を決定する，ということが行われる。その際，該当する可能性のある疾患を複数挙げて，すでに得られている情報と比較・照合しながら，該当する疾患を絞り込んでいく（これを「鑑別診断」と呼ぶ）。このプロセスにおいて照合される疾患に関する知識は，今日に至るまでの医療実践および医学研究を通して蓄積されたものであり，当然のことながらこれもきわめて「科学的」なものである。加えて，鑑別診断によって疾患を絞り込んでいく際には合理的な思考・判断に基づいて診断を決定していくことになるのだが，これもまた「科学的」な手続きに違いない。

診断が決定すると，それに基づいて治療が行われる。その方法ももちろん医学の知見に基づく「科学的」なものであり，その患者に関する情報や状況を考慮した上で，さまざまな治療法の中から最適と考えられるものが選択されるわけだが，医療者はこの選択に際しても「科学的」であることを求められる。

上記のような診断から治療に至るプロセスに関して，近年の医療現場では「ガイドライン（診療ガイドライン）」が作られ，活用されている。医療におけるガイドラインには，科学的根拠（いわゆる「エビデンス」）に基づいた，もっとも効果があるとされる標準的な診察や検査，治療の方法・方針が記載されている。ガイドラインが作られる以前の治療は，医療者の経験則に基づいてその方針が決められることが多かったため，それが本当に効果があるのか，本当に安全なのかといった重要なことが曖昧なまま，治療が進められてきた。しかし，ガイドラインが医療現場に導入されたことによって，医療者は「科学的」に効果と安全性があると証明されている医療を提供することが可能

となった。また，ガイドラインには疾患に対する標準的な診療の方法が示されているため，これに基づいて診療を行えば医療者はその専門性や経験値の差異にさほど影響を受けることなく医療を提供することができるようになった。つまり，ガイドラインの登場によって医療の均一化・標準化が図られたと言えるだろう。

このように，現在の医療現場では，「科学的」に効果と安全性が確立された「標準的」な医療が多くの患者に提供されているのである。

II 「科学的」な医療の限界と弊害

しかしながら，医療を「科学的」に行うことには限界がある。なぜなら，人体の反応は物理学や化学で扱われる現象とは違って，必ずしも一定ではないからである。つまり，医療現場においては，「科学的」に診療を行おうとしても「科学的に説明しにくい現象や体験」が一定の確率で生じるのである（例えば，「原因を特定することができない不可解な症状」や「標準的な治療を施しているのに症状が改善せず遷延している」など）。いくら「科学的に効果と安全性が確立された標準的な医療」と言えども万能ではなく，科学的説明の及ばない範囲というものが存在するのが医療の現場なのである。そのような中で，医療者が「科学的」であることにあまりにもこだわりすぎると，弊害が生じ得る。例えば，「科学的」に考えて「標準」と考えられている治療を施しているのにもかかわらず思うような治療効果が表れない時，医療者がその原因を患者側の特性に求めることがある（例えば，「禁煙外来で治療を行っているのに禁煙に失敗するのは，その患者の意思が弱いからである」といったように）。もちろん患者側に何の責任もないというわけではないかもしれないが，そうだとしても医療をサービスという観点から考えた場合，その成否の責任をサービスを受ける立場にある患者に一方的に押しつけることは専門職としては控えるべきであろう。

しかし，残念なことに医療者はこのようなことが可能な，ある種の特権的なポジションに立ちやすく，医療の実践において「科学的」であることに重きを置けば置くほどこの傾向には拍車がかかる。そして，このことは治療以前の診断のプロセスにも見てとれる。なぜなら，診断とは前述の通り，医学知識を活用して行われるのだが，この医学知識は医療者が特権的に有しているものであり，患者が医療者と同程度の医学知識を有しているケースは極めて稀だと考えられるからである。医療現場において，医療者が診断のプロセスのすべてを患者に伝えることはほとんどなく，仮に伝えられたとしても患者は医療者から一方的かつ受動的にそれを伝えられるだけで，仮にそれに納得できなかったとしても異を唱えることは相当困難であろう。治療の方法・方針についても，医療者が提示したいくつかの選択肢の中から患者が好みのものを選ぶということはできるかもしれないが，患者が自らの治療を主体的に見出すということは不可能に近いと考えられる。インフォームド・コンセントやセカンドオピニオンが一般的なものとなり，「患者中心の医療」が推奨されるようになって久しいが，この「患者中心の医療」とて「医療者が患者に十分な説明・教育を行うこと」を前提としており，この「説明・教育」には医療者が患者の上位に立つ形の階層性が内在していることは否定しがたい。

III ささやかでミクロな
ナラティヴ・セラピー実践

臨床心理士・公認心理師である筆者は，医療現場で臨床活動をスタートさせ，大学に籍を置き後進の教育に従事している現在も僅かながら医療に携わっているが，これまでに医療現場における「科学的説明」にさまざまな事柄を教わり，その臨床実践において大いに助けられてきた。しかし一方で，前項で述べたような医療を「科学的」に行うことの限界やそのことに伴う医療者と患者との階層構造という問題を感じたことも少なくはない。

筆者は今日に至るまでに医療現場においてWhite, M. と Epston, D. によって創始されたナラティヴ・セラピー（White & Epston, 1990）を意識

した実践を行い，そのいくつかを報告してきたが（木場ら，2014；木場ら，2015），その過程でナラティヴ・セラピーが既述の医療現場における問題の解消に寄与するのではないかと感じてきた。

そこで，本項では筆者のささやかでミクロな臨床実践を紹介し，ナラティヴ・セラピーの立場から若干の考察を加えることとしたい。なお，以下の面接場面での会話については，筆者の言葉は〈 〉で，クライエントの言葉は「 」で，その他の人の言葉は" "で囲んでいる。また，事例を発表・論文化することについてクライエントの承諾を得た上で，プライバシー保護の観点から若干の改変・加工を行っている。

1."ストレスに気づきにくい"と言われたハルカさんとの心理面接

①心理面接開始に至るまで

20歳のハルカさん（仮名）は，大学1年生の10月に食欲不振や不眠が生じ，疲れやすさを感じるようになった。その後，これらの症状が増悪していくとともに抑うつ感も生じるようになり，同年末には大学に通うことができなくなってしまった。そこでハルカさんは心療内科を受診することにし，翌年1月に診察を受け，その際に病態を精査することを目的に入院することが決定した。2月に入院した際に，主治医の勧めを受けて4月から大学を休学して治療に専念することが決まったが，退院して外来で治療を続けていても症状は改善を認めなかったため，7月に筆者との心理面接を開始することとなった。

その際，主治医からは"休学して心身の休養に専念しようとしているが，思うように症状が改善しない。幼少期より真面目で良好な成績を収めてきたことも関係しているのか，周囲の期待に応えなければならないという焦りが強いようで，休学していることに対して罪悪感があり，十分に休養ができていないようだ。そのような状況からストレスが蓄積していると考えられるが，もともとストレスに気づきにくい傾向があるようだ"という情報が筆者に伝えられた。

②初回面接にて

お互いに挨拶をし，たわいもない会話を少し交わしたあと，筆者は主治医との間でどのようなやりとりがあってこの日の面接に来ることになったのかを訊ねた。すると，ハルカさんは「"これ！と決めたら突き進むところがあって，ストレスが溜まっていることに気づかずに，しんどくなっているんじゃないか"って言われて，"それについて相談してみたらいい"って言われました」と話した。そこで筆者が，そのように言われてどのように思ったのかを訊ねると，ハルカさんは「そうなのかなと思ったけど，少し微妙です」と答えた。

そこで筆者が，〈「微妙」というのは，どういったところがですか？〉と訊ねたところ，「今は休学しているので大学には行っていないし，頑張って何かしてるわけでもないので，ストレスが溜まっているという感じはない。それなのにしんどいのは，なぜだか分からない」と語り，さらに「休んでいる方が調子は悪いんじゃないか，って思う。逆に，何かをやっていた方がやりやすいのかも。今までずっとそんな感じだったから」と話した。

筆者が〈今まではどんな感じだったのですか？〉と訊ねると，ハルカさんは「少しぐらいしんどくても努力と根性で乗り越えてきた」と答えたので，筆者はこれについて詳しく訊ねていった。すると，小学生の頃はピアノ，算盤，習字，水泳，学習塾といった複数の習い事に頑張って取り組んでいたこと，中学校も練習時間が長く休日がほとんどない吹奏楽部に所属しながら学業でもクラスメイトと定期考査の得点を競い合うなどしながら努力を重ねていたこと（深夜まで勉強を続け，家族に制止されたこともあった），運動会でリレーの選手に選ばれた時には毎日自主練習に励んだこと，高校時代も定期考査では目標点を設定して勉強していたことなどが語られた。

その中で，ハルカさんが自身を「自分で目標を決めて頑張るタイプ」と評したため，これについて質問を重ねたところ，大学に進学する際には家族が勧める学部ではなく，自身が学びたいことを学べる学部を選んだというエピソードを語り，自身

について「人に流されるのは好きじゃないし，それは私らしくない」と話した。

　すると，現状について「そう考えると，今のモヤモヤした感じはそれかもしれない」と言い，休学を決めたことについて「（主治医の）先生に"休養した方がいいかも"って言われ，それにお母さんが同意してっていう感じだったんで，周りに流された感じだったかもしれないです」と語った。筆者が〈少なくとも，自分で決めたっていう感じじゃない？〉と確認すると，苦笑いしながら「そういう感じは全然ないです」と答え，「主体性みたいなものがない感じがする」と続けた。

　この時点で面接の終了時間が近づいていたため，今後のことについて話し合ったところ，ハルカさんは「これからはもっと主体的にやっていきたいな，って思いました」，「今は休学中だけど，できることを頑張ってみようかなと思った」と話し，今後も心理面接を続けていくことを希望した。こうして「せっかくの休学の期間をもっと有効に使いたい」と語るハルカさんと筆者の「休学期間の主体的な過ごし方」についての相談が始まった。

③その後の経過

　8月に行われた2回目の面接では，休学中であっても体調が良い時は家事をすること（将来一人暮らしをすることになった時に困らないために），体調が悪い時は復学やアルバイトを始めるための方針を考えたり，就職活動を始める時のことを考えて自身の適性を「自己分析」したりすることが今後の目標として語られ，ハルカさんはこれを「主体的休学」と名づけた。

　その後「主体的休学」を続ける中で，9月の面接では体調が良い時が増えてきて洗濯は家族の分も含めハルカさんがほぼ毎日担っていることが語られた。また，その後料理も担当するようになり，12月の面接の際には平日は家族の夕食を作っていることが語られた。その間，アルバイトや就職活動の準備のために職業適性に関する書籍を購入し読んでいたが，翌年1月には「アルバイトを始める前に，まず復学したい」と考えるようになり，大学の友人から授業に関する情報を集め，復

学後にどの授業を履修するかについて検討を始めた。そして，2月には復学することを決意し，4月からの復学が決まった。

　大学の授業との兼ね合いで筆者との心理面接は3月で終えることとなったが，その後8月に筆者のもとに手紙が届き，そこには「おかげさまで体調を崩すことなく，前期の授業期間を終えることができました。これからも主体的にやっていきたいと思います」と書かれていた。

2．ナラティヴ・セラピーの立場からの考察
①「内的状態理解」と「志向的状態理解」という視点から

　心身医療では，古くから「過剰適応」や「アレキシサイミア」いったタームを用いられてきた。「過剰適応」とは，自分の感情を抑圧し，思っていることを口に出さず周囲に合わせ，その期待に応えようと適応努力する一方で，不満や怒り，自己嫌悪感などを抱きストレスが蓄積しやすい行動パターンのことを指す（小牧，2009）。「アレキシサイミア」は「失感情症」とも呼ばれる Sifneos, P. E.（1973）が提唱した性格特性であり，自己の感情に気づくことやその感情を言葉で表すことが困難である，また内省に乏しいといった特徴を有する。これらはいずれも心身症患者や身体症状を伴ううつ病や不安障害の患者によくみられるとされる（小牧，2009）。そして，本事例における「周囲の期待に応えなければという焦りが強く，休学していても休養ができていない」，「ストレスに気づきにくい傾向がある」といった主治医からの情報や主治医とハルカさんのやりとりからは，主治医としてはハルカさんが「過剰適応」の行動パターンや「アレキシサイミア」の特性を有しており，これが症状の改善の妨げとなっていると考えていることがうかがえた。

　ナラティヴ・セラピーでは，このようにその人の行動をその人の「本質」が表現されたものとして理解することを「内的状態理解」と呼ぶ（White, 2007）。しかしながら，こうした内的状態理解からはその人の人生に関する豊かなストーリーが展

開することは少ないとされており，セラピーの実践に際してはその人のアイデンティティを「志向的状態」として理解する。これは「志向的状態理解」と呼ばれ，人は目標を達成しようと努力する中で，自分自身の存在を積極的に形作ろうとしていると考える（White, 2007）。

ハルカさんが「過剰適応」の行動パターンや「アレキシサイミア」の特性を有しているみなす考え方は「内的状態理解」であるが，筆者との心理面接を通して，「少しぐらいしんどくても努力と根性で乗り越えてきた」という経験が語られたことで，ハルカさんは自身を「自分で目標を決めて頑張るタイプ」と評し，「これからはもっと主体的にやっていきたい」という希望を語るようになった。このようにして医療者が患者を志向的状態として理解することによって，患者がエイジェンシー（Monk et al., 1997）の感覚を取り戻し，自身のために行動しそれを語ることができるようになったことが，心身の症状の改善に寄与したものと考える。

②「ディスコース」という視点から

医療現場では，先に述べたように「過剰適応」の行動パターンや「アレキシサイミア」の特性を有すると考えられる心身症患者や身体症状を伴ううつ病や不安障害の患者に対する治療として，休養の必要性について説明すること（下山ら，2016）や，一時的にストレス状態からの解放をはからせ，それによって身体症状が軽減・消失してくることに気づかせること（吾郷，2009）が有効だとされている。

ナラティヴ・セラピーでは，社会にある特定の考え方を「ディスコース」と呼び，これが私たちの理解や考え方，行動に影響を及ぼしていると考える（国重，2013）。この観点から考えると，「過剰適応」や「アレキシサイミア」の背景には「周囲の期待に応えられるよう努力しなければならない」，「弱音を吐いてはいけない」といったディスコースがあり，心身症患者や身体症状を伴ううつ病や不安障害の患者の多くはこのディスコースの影響を受けて行動し，それによってストレスが蓄積して心身の症状を呈しているとみることができる。そして，そのような患者に休養を勧めるという治療方針は，このようなディスコースに対抗する形で考え出されたものであると考えられる。

ナラティヴ・セラピーの基盤となっている社会構成主義においては「ディスコースのあり方は，常に変わる得るものである」と考えられていることから（Burr, 1995），患者が医療者との対話を通してこれまでとは異なる新たなディスコースを自身の人生に取り入れることで，心身の症状という問題を孕んだストーリー（ドミナント・ストーリー）として自身の人生を語るのではなく，より好ましいストーリー（オルタナティヴ・ストーリー）を語ることができるようになると言えよう。

しかしながら，ナラティヴ・セラピーおよび社会構成主義の立場からは，この休養を勧めるという治療方針の背景にあると考えられる「心身の不調が生じている時は休養するべきである」というディスコースもまた多様なディスコースの一つであり，絶対的・普遍的なものとはなり得ないと考える。「休学して心身の休養に専念する」という本事例におけるハルカさんの治療方針は，まさしくこの「心身の不調が生じている時は休養するべきである」というディスコースの影響を受けて採用されたものだと考えられる。しかし，ハルカさんが「休んでいる方が調子は悪いんじゃないか，って思う」と語ったように，このディスコースはハルカさんにとってオルタナティヴ・ストーリーにつながるディスコースではなく，むしろ心身の症状が持続しているというドミナント・ストーリーにつながっていたと考えられた。しかし，ハルカさんは初回面接における筆者との会話の中で，この治療方針について「少し微妙」だと語り，このディスコースに異を唱えた。そして，さらに会話を重ねていく中で，「休学中だけど，できることを頑張ってみよう」，「休学の期間をもっと有効に使いたい」と語るようになり，その中で「主体的休学」という新たなディスコースを生成するに至り，これが症状の改善ならびに大学への復学につながったと考える。

「過剰適応」や「アレキシサイミア」の背景にあると考えられる「周囲の期待に応えられるよう努力しなければならない」，「弱音を吐いてはいけない」といったディスコースへの対抗として生まれたと考えられる「心身の不調が生じている時は休養するべきである」というディスコースではあるが，このような医療におけるディスコースはすべての患者にとって役に立つとは限らない。特定のディスコースやそれに基づく治療方針に患者を当てはめて考えるのではなく，個々の患者に合ったディスコースや治療方針を見出していくことが医療者には求められると考えられた。

③「共著者」という視点から

「共著者」とは，ナラティヴ・セラピーにおけるセラピストの姿勢に関するキーワードの一つであり，セラピストがクライエントと共同して新しい物語を書いていく作業においてクライエントのパートナーとなることを目指す実践である（Monk et al., 1997）。

しかしながら，Ⅱで述べたように，医学知識を有している医療者は問題となっている症状の原因や病気の状態を突き止め，治療の方法・方針を伝える「専門家」の立場に据えられるため，患者よりも上位の立場に立つことになりやすい。本事例のハルカさんも主治医から提示された「ストレスが溜まっていることに気づかずに，しんどくなっている」という症状の原因に関する理解の仕方に対し「そうなのかなと思った」と語っており，また「休養した方がいい」という治療方針に賛同したことについては「周りに流された感じだったかもしれない」と振り返っていた。階層構造の下位の者が上位の者に対して異を唱えることは容易ではないが，ハルカさんは医療者である筆者に対して「人に流されるのは好きじゃないし，それは私らしくない」と語り，「主体性」をもって治療に取り組んでいくことを希望した。これを契機に，ハルカさんは①でも述べたように「エイジェンシー」の感覚を取り戻し，このことがハルカさんの治療においては奏効したと考えられる。

医療現場における医療者が上に立つ形の患者と

の階層性を排除することは決して容易なことではないが，ナラティヴ・セラピーにおける「共著者」というセラピストの姿勢は，医療者と患者との階層構造という医療現場における問題を解消することに貢献すると考える。

Ⅳ　今後の発展に期待して

本論では，ナラティヴ・セラピーの実践が，医療を「科学的」に行うことの限界やそのことに伴う医療者と患者との階層構造という弊害という医療現場における問題の解消に貢献する可能性について，筆者の経験したミクロな事例をもとに論じた。

筆者としては，今後も医療現場におけるナラティヴ・セラピー実践についてさまざまな議論が交わされ，医療およびナラティヴ・セラピーがさらなる発展を遂げていくことを期待しており，本論がその一助となれば幸いと考える。

謝辞：本事例は，日本ブリーフサイコセラピー学会第25回札幌大会において行った演題発表に大幅に加筆修正を加えたものである。発表に際し，共同発表者として温かいご指導をいただきました神戸松蔭女子学院大学教授の坂本真佐哉先生，関西医科大学心療内科学講座の今泉澄人先生，西京都病院名誉院長の福永幹彦先生（関西医科大学心療内科学講座前教授）に感謝します。また，発表当日に座長としてご指導くださいました長崎こども・女性・障害者支援センター所長の加来洋一先生に感謝します。そして，たくさんのことを学ばせてくださり，発表を快く承諾してくださったクライエントのハルカさんへ，心からの感謝を捧げます。

文　献

吾郷晋浩（2009）心身症の治療：総論．In：久保千春編：心身医学標準テキスト［第3版］．医学書院，pp.238-245.
Burr, V.（1995）*An Introduction to Social Constructionism*. Routledge.（田中一彦訳（1997）社会的構築主義への招待：言説分析とは何か．川島書店.）
木場律志・坂本真佐哉・町田英世（2014）「外在化する会話」はセラピストに何をもたらすのか．ブリーフサイコセラピー研究，23(1); 1-11.
木場律志・坂本真佐哉（2015）ナラティヴ・セラピーはセラピストは「共著者」になり得るか．ブリーフサイコセラピー研究，24(2); 47-58.
小牧元（2009）心身症の診断．In：久保千春編：心身医学標準テキスト［第3版］．医学書院，pp.70-76.
国重浩一（2013）ナラティヴ・セラピーの会話術：ディ

スコースとエイジェンシーという視点．金子書房．

Monk, G., Winslade, J., & Crocket, K. et al. (Eds.)（1997）*Narrative Therapy in Practice: The Archaeology of Hope.* Jossey-Bass.（国重浩一・バーナード紫訳（2008）ナラティヴ・アプローチの理論から実践まで：希望を掘り当てる考古学．北大路書房．）

野口裕二（2002）物語としてのケア：ナラティヴ・アプローチの世界へ．医学書院．

Sifneos, P. E.（1973）The prevalence of 'alexithymic' characteristic in psychosomatic patients. *Psychotherapy and Psychosomatics*, 22(2); 255-262.

下山晴彦・中嶋義文編（2016）公認心理師必携：精神医療・臨床心理の知識と技法．医学書院．

White, M. & Epston, D.（1990）*Narrative Means to Therapeutic Ends.* Norton.（小森康永訳（2017）物語としての家族［新訳版］．金剛出版．）

White, M.（2007）*Maps of Narrative Practice.* Norton.（小森康永・奥野光訳（2009）ナラティヴ実践地図．金剛出版．）

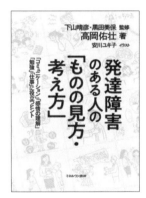

ちょっと変わった人か，違和感のある人か？　発達障害のある方の内面がわかる本『発達障害のある人の「ものの見方・考え方」―「コミュニケーション」「感情の理解」「勉強」「仕事」に役立つヒント』（高岡 佑壮著／下山 晴彦・黒田 美保監修，ミネルヴァ書房刊）は興味深い1冊である。若い臨床心理学者の著者が発達障害の内面についてさまざまな視点から描いている。発達障害と切り捨てる前に，彼らのオリジナリティに寛容になれれば大きいイノベーションにつながるかもしれない。家族や本人はもちろん，臨床や福祉の援助職，教職員やふつうの会社員にも読んでいただきたい本である。読み終えたら，読者のものの見方が変わっていることだろう。

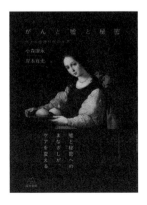

遺伝子診断で未来の発症まで予測できるようになった現在，患者や家族の苦悩はより深まっている。その疾患が遺伝性であるということは，子や孫もまた発病の不安を抱えることになる。『がんと嘘と秘密――ゲノム医療時代のケア』（小森康永・岸本寛史著，遠見書房）は，多くの優しくも哀しい嘘と秘密が生まれている現状をみつめる2人のがんにかかわる医師による，新しいがんの緩和ケアに対する提案である。がんがもたらす苦境をよく理解し，がん治療に臨む患者と家族を支えるために医療者や支援者に何ができるのか。テキストと臨床を往還しながら，客観性を重視する医科学的なアプローチを補う，より細やかなケアを探る。

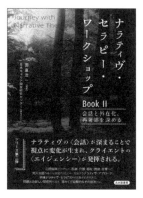

ナラティヴ・セラピーのワークショップが4冊のシリーズとして刊行される，その第二弾。国重浩一編／日本キャリア開発研究センター編集協力『ナラティヴ・セラピー・ワークショップ：BOOK 2　会話と外在化，再著述を深める』（北大路書房刊）が刊行された。対話で暗に示される希望を聴き取るためには，会話に潜む思い込みやパターン化に意識を向け続ける必要がある。「人＝問題」にしない質問法，過去・現在・未来の行為に新たな視点をもたらす会話法を実践的に解説。まだ見えない結末を協働して探求し，クライエント自身のエイジェンシーが発揮されるように導くとする。事例の逐語をもとにナラティヴ・セラピーの解説（非常に興味深い）などもあり，よくわかる1冊になっている。

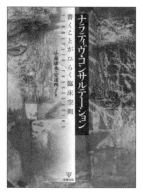

ナラティヴ・セラピーとナラティヴ・メディスンは，近しい哲学を共有するものの，前者はあくまでも心理療法であり，後者は臨床訓練の一環である。そんな2つのものが出会わせたらどうなるだろう。本書『ナラティヴ・コンサルテーション―書くことがひらく臨床空間』（小森康永・安達映子著，金剛出版刊）はそんな試みである。「書き，書き直し，共有すること」を軸に，昨日の臨床とは異なる世界をひらき，「事例をナラティヴにする」新たなコンサルテーションを構想する。このコンサルテーションでは，常にそこにあった「別の記述」は詩学と創作によって開封され，新たな患者・対象者理解はさまざまな形態のリフレクションによって多声化されるという。

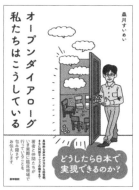

オープンダイアローグを知ればやってみたいと思うものの，「日本の制度じゃ，やれないよな」という声も聴く。そんな発想を森川すいめいさんの『オープンダイアローグ 私たちはこうしている』（医学書院刊）は変えてくれる1冊である。「事前の準備はしない」「医師がいなくてもいい」「10分の外来診療でもできること」「精神科訪問看護の活用」「申し送り」「記録のつけ方」などノウハウを開陳。具体的な声のかけ方・応答例から，対話セッションの進め方や臨場感あふれる実事例まで，著者と仲間たちがいま実際に日本の臨床現場で行っていることをまとめている。実際，オープンダイアローグを主体としたクリニックや福祉施設もいくつか立ち上がっており，より広がることを期待したい。

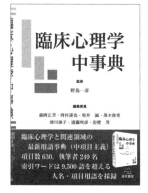

肉厚というボリュームの『臨床心理学中事典』（野島一彦監修，森岡正芳・岡村達也・坂井誠・黒木俊秀・津川律子・遠藤利彦・岩壁茂編，遠見書房刊）の刊行は近年の臨床心理学の成果の一つであろう。臨床心理学者，基礎心理学者，精神医学者，福祉学者等からなる専門分野の249人の執筆者，630の項目，1,500を超える引用・参考文献からなる中項目主義の用語事典。1項目の説明は1頁～2頁程度で，50音順に掲載。ネットでも意味が簡単にわかる時代ではあるが，無記名の説明よりもやはり専門家が書いたものであると引用がしやすい。執筆陣は，名の知れた人物が集まり，一項目ずつを読んでいっても面白い充実した内容の事典となっている。

編集後記

　企画・編集のお誘いには荷の重さに戸惑いながらも誘惑には抗えず，二つ返事で快諾してしまいました。企画を練る時間はスポーツ好きが理想のチームを夢想するが如く，予想通り幸せなひとときでした。ありがとうございました。わがままな注文にも関わらず，豪華な執筆陣の皆様には期待を超える極上の文章でお応えいただき，感謝に堪えません。図々しくも提案したカバー写真も採用していただき，もう思い残すことはありません（笑）。ホワイト／エプストン・モデルという表記はすでに不要なのかもしれませんが，児島氏の論文にあるように広義の「ナラティヴ・アプローチ」との混乱を避けるためあえて使用しました。博識な執筆陣から教えていただけるナラティヴ・セラピーの背景となる，あるいは関連するさまざまな哲学や考え方に触れていただき，セラピー全体から俯瞰したその意義について改めて考える機会になればと思った次第です。この企画を通して読者の皆様のさまざまな実践の広がりや一助になることを願っています。

（坂本真佐哉）

【執筆者一覧：50音順】

安達映子（立正大学社会福祉学部）

綾城初穂（駒沢女子大学人間総合学群心理学類）

市橋香代（東京大学医学部附属病院精神神経科）

奥野　光（二松学舎大学学生相談室）

木場律志（甲南女子大学人間科学部心理学科）

国重浩一（ニュージーランド・カウンセラー協会員／ナラティヴ実践協働研究センター）

黒沢幸子（KIDSカウンセリングシステム／目白大学）

児島達美（KPCL; Kojima Psycho-Consultation Laboratory）

小森康永（愛知県がんセンター精神腫瘍科部）

坂本真佐哉（神戸松蔭女子学院大学）＊

田中　究（関内カウンセリングオフィス）

矢原隆行（熊本大学大学院人文社会科学研究部）

横山克貴（東京大学大学院教育学研究科／ナラティヴ実践協働研究センター）

若島孔文（東北大学大学院教育学研究科）

＊編者

※本誌では皆様の「声」を求めています。本誌がカバーしたいと考える「ナラティヴ」と「ケア」の分野は，さまざまなフィールドを架橋する分野ですが，そのために，研究報告や実践報告として既存の学術雑誌などには掲載が難しい場合もあるかと思います。皆様の臨床や実践の成果をぜひともご投稿ください。詳しくは，小社編集室までお気軽にお問い合わせください。

N：ナラティヴとケア　第14号
ナラティヴ・セラピーがもたらすものとその眼差し
──ホワイト／エプストン・モデルの実践がわが国のセラピー文化に与える（た）もの

2023年1月30日　発行
定価（本体1,800円＋税）

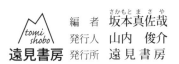

編　者　坂本真佐哉（さかもとまさや）
発行人　山内　俊介
発行所　遠見書房

〒181-0001 東京都三鷹市井の頭2-28-16
tel 0422-26-6711/fax 050-3488-3894
https://tomishobo.com　tomi@tomishobo.com（編集室）
遠見書房の書店：https://tomishobo.stores.jp/

発行・年1回（1月）

N:ナラティヴとケア

定価 1,800 円＋税
毎号約 100 頁
年 1 回（1 月）発行

Japanese Journal of N: Narrative and Care

次号予告（2024 年 1 月・刊行予定）

特集：オープンダイアローグのいま（仮題）

（編集：みどりの杜クリニック　森川すいめい）

★オープンダイアローグ，実際のところどこまでできるの？どこまで広がっているの？

定期購読のご案内

ぜひ定期でのご購読をお願いいたします。定期購読には，1）遠見書房からの直接発送による定期購読と，2）書店経由の定期購読があります。

1）を選ばれた方は，遠見書房宛にメール（tomi@tomishobo.com）もしくは FAX（050-3488-3894）等で「送り先（〒），お名前，電話番号，N: ナラティヴとケア定期購読希望（希望号数も忘れずに）」と書いてお送りください。2）をご希望の方は，最寄の書店にご連絡いただければ，定期的に取り寄せが可能になります（定期台帳は小社が管理しております）。

母子関係からみる子どもの精神医学
関係をみることで臨床はどう変わるか
小林隆児著
発達障害を知り尽くした児童精神科医が，母親や家族の問題を浮かび上がらせ，調整し，子どもたちの生きやすい環境を創造する関係療法をわかりやすく伝える。専門家必読。2,420 円，四六並

家族心理学──理論・研究・実践
ソバーン＆セクストン著／若島・野口監訳
アメリカで一番優れた家族心理学の教科書が邦訳刊行。家族の心理的，文化的，社会的な問題から家族療法まで，家族に関わるすべての心理学を網羅したファーストチョイスに足る 1 冊。ベテランから入門者まで必読。4,070 円，A5 並

物質使用障害への
条件反射制御法ワークブック
長谷川直実・平井愼二著
大好評の「条件反射制御法ワークブック：物質使用障害編」がパワーアップして増補改訂・題名変更！　条件反射制御法はこれらの改善を図る治療法として注目を浴びています。1,320 円，B5 並

物語がつむぐ心理臨床　オンデマンド版
こころの花に水をやる仕事
三宅朝子著
成田善弘 推薦！「私はこの本を読みながら，自分のみた患者のことを思い浮かべた」。心理療法のなかで何が行われているのか。読む心理臨床の実際。好評につきオンデマンド化！2,200 円，四六並

臨床家のための実践的治療構造論
栗原和彦著
本書は，治療構造論を時代に合わせて大転換を行い，長年の臨床実践と多くの事例等をもとに詳解したものです。密室だけで終わることのなくなった公認心理師時代の新しい心理支援の方向性を見出す必読の 1 冊。3,520 円，A5 並

事例で学ぶ生徒指導・進路指導・教育相談
小学校編［改訂版］
長谷川啓三・花田里欧子・佐藤宏平編
学校教員にとって授業や学級経営とともに重要な「生徒指導」「進路指導」「教育相談」の基本と実践をまとめた 1 冊。必須の心理学的な知識が満載し，新たに改訂。3,080 円，B5 並

事例で学ぶ生徒指導・進路指導・教育相談
中学校・高等学校編［第 3 版］
長谷川啓三・佐藤宏平・花田里欧子編
思春期特有の心理的課題への幅広い知識や現代社会における家庭の状況等の概観，解決にいたったさまざまな事例検討など，生きた知恵を詰めた必読の 1 冊が新たに 3 訂。3,080 円，B5 並

短期療法実戦のためのヒント 47
心理療法のプラグマティズム
（東北大学）若島孔文著
短期療法（ブリーフセラピー）の中核にあるのは「プラグマティズム」。この本は，この観点から行ってきた臨床を振り返り，著者独特の実用的な臨床ヒントをまとめた書。2,420 円，四六並

発達障害のある子どもの
性・人間関係の成長と支援
関係をつくる・きずく・つなぐ
（岐阜大学）川上ちひろ著
ブックレット：子どもの心と学校臨床（2）友人や恋愛にまつわる悩みや課題。多くの当事者と周辺者の面接をもとに解き明かした 1 冊です。1,760 円，A5 並

自閉女（ジヘジョ）の冒険
モンスター支援者たちとの遭遇と別れ
（自閉症当事者）森口奈緒美著
自閉症の当事者文学として衝撃を与えた『変光星』『平行線』の森口さんの自伝の最新作です。今回の『自閉女の冒険』は 30 歳前後から現在までの 20 年にわたる物語。1,980 円，四六並

自衛隊心理教官と考える 心は鍛えられるのか
レジリエンス・リカバリー・マインドフルネス
藤原俊通ほか著
この本は，自衛隊という組織で，長年心理教官として活動してきた著者らが「心の強さ」をテーマにまとめたもの。しなやかに，したたかに生きるためのヒントが詰まった一冊。2,420 円，四六並

公認心理師の基礎と実践 全 23 巻
野島一彦・繁桝算男 監修
公認心理師養成カリキュラム 23 単位のコンセプトを醸成したテキスト・シリーズ。本邦心理学界の最高の研究者・実践家が執筆。①公認心理師の職責〜㉓関係行政論 まで心理職に必須の知識が身に着く。各 2,200 円〜 3,080 円，A5 並

こころを晴らす 55 のヒント
臨床心理学者が考える 悩みの解消・ストレス対処・気分転換
竹田伸也・岩宮恵子・金子周平・竹森元彦・久持 修・進藤貴子著
臨床心理職がつづった心を大事にする方法や考え方。生きるヒントがきっと見つかるかもしれません。1,870 円，四六並

教師・SC のための
学校で役立つ保護者面接のコツ
「話力」をいかした指導・相談・カウンセリング
（SC・話力総合研究所）田村 聡著
ブックレット：子どもの心と学校臨床（3）保護者対応に悩む専門職ために臨床心理学の知見をいかした保護者面接のコツを紹介！1,760 円，A5 並

スクールカウンセリングの新しいパラダイム
パーソンセンタード・アプローチ，PCAGIP，オープンダイアローグ
（九州大学名誉教授・東亜大学）村山正治著
ブックレット：子どもの心と学校臨床（1）SC 事業を立ち上げた著者による飽くなき好奇心から生まれた新しい学校臨床論！1,760 円，A5 並

ブリーフセラピー入門
柔軟で効果的なアプローチに向けて
日本ブリーフサイコセラピー学会 編
多くの援助者が利用でき，短期間に終結し，高い効果があることを目的にしたブリーフセラピー。それを学ぶ最初の 1 冊としてこの本は最適。ちゃんと治るセラピーをはじめよう！3,080 円，A5 並

ひきこもり，自由に生きる
社会的成熟を育む仲間作りと支援
（和歌山大学名誉教授）宮西照夫著
40 年にわたってひきこもり回復支援に従事してきた精神科医が，その社会背景や病理，タイプを整理し，支援の実際を豊富な事例とともに語った実用的・実践的援助論。2,420 円，四六並

中釜洋子選集　家族支援の一歩
システミックアプローチと統合的心理療法
（元東京大学教授）中釜洋子著
田附あえか・大塚斉・大町知久・大西真美編集　2012 年に急逝した心理療法家・中釜洋子。膨大な業績の中から家族支援分野の選りすぐりの論文とケースの逐語を集めた。3,080 円，A5 並

新刊案内のメールマガジン配信中です。mailmagazine@tomishobo.com まで空メールをお送りください

〒 181-0001
東京都三鷹市井の頭 2-28-16
遠見書房　tel 0422-26-6711/fax 050-3488-3894
tomi@tomishobo.com　※定価は税込
http://tomishobo.com

〈フィールドワーク〉
小児がん病棟の子どもたち
医療人類学とナラティヴの視点から
（山梨英和大学教授）田代　順著
小児がん病棟の患児らを中心に、語りと行動を記録したフィールドワーク。ナラティヴ論と、グリーフワークの章を加えた増補版。2,420 円，四六並

患者と医療者の退院支援実践ノート
生き様を大切にするためにチームがすること・できること
（退院支援研究会・医師）本間　毅著
入院患者が自宅に戻るときに行われる医療，介護，福祉などを駆使したサポートである退院支援。本書はその実際を熱く刺激的に描く。2,640 円，四六並

ひきこもりの理解と支援
孤立する個人・家族をいかにサポートするか
高塚雄介編
医療機関，民間の支援機関，家族会等でひきこもり支援に関わってきた執筆者らが，ひきこもりとその支援を考えたものである。支援者がぶつかる壁を乗り越えるための一冊。2,860 円，A5 並

もっと臨床がうまくなりたい
ふつうの精神科医がシステズアプローチと解決志向ブリーフセラピーを学ぶ
宋　大光・東　豊・黒沢幸子著
児童精神科医は，面接の腕をあげようと心理療法家 東と黒沢の教えを受けることに。達人の考え方とケース検討を通して面接のコツを伝授！ 3,080 円，四六並

混合研究法の手引き
トレジャーハントで学ぶ
研究デザインから論文の書き方まで
マイク・フェターズ／抱井尚子編
優れた研究論文を 10 のポイントを押さえて読み解くことで，混合研究法を行うためのノウハウがよく分かる。宝探し感覚で学べる入門書。2,860 円，B5 並

文化・芸術の精神分析
祖父江典人・細澤　仁編
本書は，人間を人間たらしめる文化・芸術に精神分析の立場から迫ったもので，北山修をはじめ多くの臨床家が原稿を寄せた。映画や文学，音楽，美術から，フロイトの骨とう品集めまで，精神分析の世界を拡張する。3,300 円，A5 並

サイコセラピーは統合を希求する
生活の場という舞台での対人サービス
（帝京大学教授）元永拓郎著
著者の実践的臨床論。「密室」だけではなくなった心理臨床で，セラピストが目指すべきサイコセラピーのあり方を「統合」に見出す。心理療法／心理支援のあり方を問う必読書。3,080 円，A5 並

超かんたん 自分でできる
人生の流れを変えるちょっと不思議なサイコセラピー
P 循環の理論と方法
（龍谷大学教授）東　豊著
心理カウンセラーとして 40 年以上の経験を持つ東先生が書いた，世界一かんたんな自分でできるサイコセラピー（心理療法）の本。1,870 円，四六並

法律家必携！ イライラ多めの依頼者・相談者とのコミュニケーション
「プラスに転じる」高葛藤のお客様への対応マニュアル
土井浩之・大久保さやか編／若島孔文監修
法律相談にくる依頼者はストレス MAX。そんな「高葛藤」の依頼者との付き合い方をベテラン弁護士と心理師，精神科医が伝授。1,980 円，A5 並

一人で学べる認知療法・マインドフルネス・潜在的価値抽出法ワークブック
生きづらさから豊かさをつむぎだす作法
（鳥取大学医学部教授）竹田伸也著
認知行動療法のさまざまな技法をもとに生きづらさから豊かさをつむぎだすことを目指したワークを楽しくわかりやすく一人で学べる 1 冊。1,320 円，B5 並

『認知療法・マインドフルネス・潜在的価値抽出法ワークブック』セラピスト・マニュアル
行動分析から次世代型認知行動療法までを臨床に生かす
（鳥取大学医学部教授）竹田伸也著
第一世代から第三世代の認知行動療法を独習可能で使いやすくした『ワークブック』の特徴，理論，ポイントなどを専門家向けに書いた本です。1,980 円，四六並

ダウン症神話から自由になれば子育てをもっと楽しめる
（臨床遺伝専門医）長谷川知子著
この本は，約 50 年にわたり 1 万人近いダウン症のある人たちと向きあってきた専門医が書いた 1 冊で，子育ての自信をなくしたり悩んだりしている親や支援者たちに向けたもの。2,200 円，四六並

心理支援のための臨床コラボレーション入門
システムズアプローチ，ナラティヴ・セラピー，ブリーフセラピーの基礎
（関内カウンセリングオフィス）田中　究著
家族療法をはじめ諸技法の基礎が身につき，臨床の場でセラピストとクライアントの協働を促進する。心理支援者必読の 1 冊。3,080 円，四六並

産業・組織カウンセリング実践の手引き
基礎から応用への全 8 章 ［改訂版］
三浦由美子・磯崎富士雄・斎藤壮士著
ベテラン産業心理臨床家がコンパクトにまとめた必読の 1 冊。産業臨床の現場での心理支援，企業や組織のニーズを汲み，治療チームに貢献するかを説く。ポストコロナに合わせ改訂。2,640 円，A5 並

「催眠学研究」第 59 巻
追悼特別企画　成瀬悟策先生
日本催眠医学心理学会編
催眠研究の先駆者であり，心理学の巨人である成瀬先生を偲び，半世紀以上にわたる「催眠学研究」に掲載された論文や関連する記事を集めて再掲。限定の特別一般販売版。5,500 円，B5 並

学校では教えない
スクールカウンセラーの業務マニュアル
心理支援を支える表に出ない仕事のノウハウ
（SC ／しらかば心理相談室）田多井正彦著
ブックレット：子どもの心と学校臨床（4）SC の仕事が捗る 1 冊。「SC だより」や研修会等で使えるイラスト 198 点つき（ダウンロード可）。2,200 円，A5 並

海外で国際協力をしたい人のための活動ハンドブック──事前準備から，現地の暮らし，仕事，危機管理，帰国まで
（順天堂大学）岡本美代子編著
国際協力活動をしたい人のために経験者からのアドバイスを集めた一冊。準備，危険対処，運営，連携，仕舞い方まで実践スキルが満載。1,980 円，A5 並

ママたちの本音とグループによる子育て支援
「子どもがカワイイと思えない」と言える場をつくる
（北星学園大学名誉教授）相場幸子著
子育てに悩む母親のためのグループ支援の活動記録の中から心に残るやりとりを集めた 1 冊。「母親なら子どものためにすべてを犠牲にすべき」などの社会の，母親たちの本当のこころ。1,980 円，四六並

新刊案内のメールマガジン配信中です。mailmagazine@tomishobo.com　まで空メールをお送りください

〒 181-0001
東京都三鷹市井の頭 2-28-16
tel 0422-26-6711/fax 050-3488-3894
tomi@tomishobo.com　※定価は税込
http://tomishobo.com